总主编　王承德

纤维肌痛综合征

分册

主　编　王伟钢　焦　娟

U0194311

中国中医药出版社
·北京·

图书在版编目（CIP）数据

风湿病中医临床诊疗丛书. 纤维肌痛综合征分册 / 王承德总主编；
王伟钢，焦娟主编 .—北京：中国中医药出版社，2020.6
ISBN 978 – 7 – 5132 – 6139 – 5

Ⅰ.①风…　Ⅱ.①王…②王…③焦…　Ⅲ.①风湿性疾病—中医
诊断学②风湿性疾病—中医治疗法③纤维肌痛—中医诊断学④纤
维肌痛—中医治疗法　Ⅳ.① R259.932.1

中国版本图书馆 CIP 数据核字（2020）第 035025 号

中国中医药出版社出版

北京经济技术开发区科创十三街 31 号院二区 8 号楼
邮政编码　100176
传真　010-64405750
河北省武强县画业有限责任公司印刷
各地新华书店经销

开本 710×1000　1/16　印张 10.25　字数 142 千字
2020 年 6 月第 1 版　2020 年 6 月第 1 次印刷
书号　ISBN 978 – 7 – 5132 – 6139 – 5

定价　41.00 元
网址　www.cptcm.com

社 长 热 线　010-64405720
购 书 热 线　010-89535836
维 权 打 假　010-64405753

微信服务号　zgzyycbs
微商城网址　https://kdt.im/LIdUGr
官 方 微 博　http://e.weibo.com/cptcm
天猫旗舰店网址　https://zgzyycbs.tmall.com

如有印装质量问题请与本社出版部联系（010-64405510）

《风湿病中医临床诊疗丛书》
编委会

母小真（中国中医科学院广安门医院）

刘宏潇（中国中医科学院广安门医院）

汤小虎（云南中医药大学第一附属医院）

许正锦（厦门市中医院）

李兆福（云南中医药大学）

吴沅皞（天津中医药大学第一附属医院）

何夏秀（中国中医科学院广安门医院）

邱明山（厦门市中医院）

沙正华（国家中医药管理局对台港澳中医药交流合作中心）

张可可（江苏卫生健康职业学院）

张沛然（中日友好医院）

陈薇薇（上海市中医医院）

林　海（中国中医科学院广安门医院）

郑新春（上海市光华中西医结合医院）

胡　艳（首都医科大学附属北京儿童医院）

顾冬梅（南通良春中医医院）

唐华燕（上海市中医医院）

唐晓颇（中国中医科学院广安门医院）

黄传兵（安徽中医药大学第一附属医院）

蒋　恬（南通良春中医医院）

程　鹏（上海中医药大学附属光华医院）

焦　娟（中国中医科学院广安门医院）

谢志军（浙江中医药大学）

谢冠群（浙江中医药大学）

甄小芳（首都医科大学附属北京儿童医院）

薛　斌（天津中医药大学第一附属医院）

魏淑风（北京市房山区中医医院）

编写办公室

主　任　马桂琴

工作人员　黄雪琪　黄兆甲　沙正华　黄莉敏　国雪丽

路 序

风湿病学是古老而年轻的学科，《黄帝内经》有"痹论"专篇，将风湿病进行了完整系统的论述和分类，奠定了风湿病的理论基石；《金匮要略》有风湿之名，风湿病名正而言顺。历代医家对风湿病的病因、病机、治则、方剂、治法循而揭之，多有发挥，独擅其长，各领风骚。

在党和国家的中医药政策的扶持下，中医药文化迎来了天时、地利、人和振兴发展的大好时机，这是中医药之幸、国家之幸、人民之幸也。中医风湿病学应乘势而上，顺势而为，也迎来发展的春天。

余业岐黄七十余年，对风湿痹病研究颇深，每遇因病致残者，深感回天乏力，幸近四十年科技进步，诊疗技术和医疗条件大为改善，中医风湿病诊疗的水平也在发展中得以提高，而对风湿病的全面继承和系统研究则始于 20 世纪 80 年代初期。1981 年在我和赵金铎、谢海洲等老专家倡导下，中国中医科学院广安门医院成立了最早以研究中医风湿病为主要方向的科室即"内科研究室"，集广安门医院老、中、青中医之精英，开展深入系统的风湿病研究；1983 年 9 月，在大同成立中华全国中医内科学会痹症学组；1989 年在江西庐山成立全国痹病专业委员会；1995 年 11 月在无锡成立中国中医药学会（现为中华中医药学会）风湿病分会。在我和焦树德先生的推动下，中医风湿病的研究距今已近四十载，期间，我相继创立了燥痹、产后痹、痛风等风湿病的病名，阐释了其理论渊源并示以辨证心法及有效方药；我还主持修订了风湿病二级病名如五脏痹、五体痹等诊疗规范，明确其概念、诊断及疗效评定标准，丰富了中医风湿病的理论内涵，为中医风湿病学的标准化、规范化奠定了基础。在我的参与和推动下，研发了风湿病系列的中成药，如尪痹冲剂、湿热痹冲剂、寒湿痹冲剂、瘀血痹冲剂、寒热错杂痹冲剂等，临床一直沿用至今，经多年临床观察，其疗效安全满意。我就任风湿病分会主任委员期间，主持、举办了多次国内外风湿病学术会议，并筹办了多期中医风湿病高研班，大大地促进了风湿病的学术交流和学科的进步与发展。

王承德是我招来的研究生，从工作分配到风湿病分会，一直在我门下且当我的秘书，我对其精心培养，并推荐他为风湿病分会主任委员。自王承德同志担任第二届、第三届中华中医药学会风湿病分会主任委员以来，风湿病学界学术氛围浓厚，学术活动丰富，全国同道在整理、继承的基础上不断进行探索和创新研究。"据经以洞其理，验病而司其义"，按尊崇经典、注重临床、传承创新的思路，参照标准化、规范化的要求，在"十一五""十二五""十三五"全国重点专科——风湿病专科建设成绩卓著，中西结合，融会新知，完善了中医风湿病学的学术体系。

承德同志授业于谢海洲先生门下，尽得其传，对焦树德先生、朱良春先生、王为兰先生的经验亦颇多继承，谦虚向学，勇于实践，精勤不倦。这次由他领导编撰的《风湿病中医临床诊疗丛书》囊括了最常见的风湿病中17个病种，每种病独立成册；各分册都循统一体例，谋篇布局，从中医的历史沿革、病因病机、治则方药，到西医的病因病理、诊断治疗，以及中西医康复护理、专家经验荟萃和现代研究，中西贯通，病证结合，反映了当今中医风湿病学界的最新学术进展；按照《黄帝内经》五脏痹－五体痹的方法论去认识各种西医诊断的风湿病，进行辨证施治。其立论严谨，条理分明，实用有效，体现了中医辨治风湿病的最高学术水平。《风湿病中医临床诊疗丛书》将付梓面世，这是我们中医药事业之幸事，风湿病患者之福音。

余九旬老叟，心乐之而为序。

国医大师　路志正
岁在戊戌，戊午秋月

王 序

风湿之病，由来已久，常见多发，缠顽难愈，医者棘手之世界难题。中医对风湿病的认识远远早于西医，如《黄帝内经》著有"痹论"和"周痹"专篇，对风湿病的病因病机、疾病分类、临床表现、治则方药、转归预后等都有系统、全面、深刻的阐述；明确地提出五体痹（皮、肉、筋、脉、骨）和五脏痹（肺、脾、肝、心、肾），详细地论述了五体痹久治不愈内舍其合，而引起五脏痹。中医学早就认识到风湿病引起的内脏损害，更了不起的是，中医的痹病包括了现代西医的绝大部分疾病。汉代张仲景《金匮要略》首立风湿之病，历代医家各有发挥，如丹溪湿热论，叶天士温热论，吴鞠通湿温论，路志正燥痹论，焦树德尪痹论，谢海洲扶正治痹，朱良春顽痹论等，他们各有发挥和论述，其医理之精道，治法之多样，方药之专宏，内容之翔实，真是精彩纷呈，各领风骚。

中医风湿病学是中医药宝库中一朵秀丽的奇葩，也是最具特色和优势的学科之一。

承德是我的学生，是谢海洲老师的高足，也是路志正老师、焦树德老师的门生。多年来我很关心和培养他，许多学术活动让他参加，如我是中华中医药学会急诊分会主任委员，他是秘书长，在我们的共同努力下，急诊分会从无到有，由小到大，从弱到强，队伍逐渐壮大，学术不断提高，影响越来越大，改变了中医慢郎中的形象。

多年来，承德跟随路老、焦老从事风湿病分会的工作，在二老的带领下，风湿病分会不论在学科建设、人才培养、学术研究、学术交流、国际交流等方面都取得了显著的成绩。承德又接路老的班，担任了风湿病分会主任委员。

承德近期组织全国中医风湿病著名专家学者，耗时 3 年之久，几经易稿，编辑了《风湿病中医临床诊疗丛书》，计 17 个病种，各病独立成册，编写体例新颖，汇集中西医，突出辨证治疗和各种治法，总结古今名家治疗经验是该书的重点所在。该丛书全面、系统地总结、归纳了中医风湿病历代医家和近年研究概况、学术进展，是风湿病集大成之巨著，资料翔实，内容丰富，经验宝贵。

　　丛书的面世正是中医风湿病各界砥砺前行的见证，可谓近代中医学发展的一簇茁壮新枝，是中医学之幸事，风湿病之福音，可喜可贺！欣慰之至，乐之为序。

中国工程院院士

中国中医科学院名誉院长　　王永炎

戊戌年秋月

晁 序

昔人云，不为良相即为良医。相之良则安天下，医之良则救黎庶。庙堂之与江湖，虽上下有别，隐显各殊，然用心一也，视事深虑，不敢轻慢，医者当谨思之，慎审之，余深以为然。

《黄帝内经·素问》凡八十一篇，通天道，顺四时，理人事。其中有大论别论，法时全形，精微刺要，无所不至。而论及病，仅热、疟、咳、风；厥、痛、痹、痿概十一病，皆古今大众之苦楚也。病平而常，苦痛难当。尤痹论风寒湿三气合杂，病也顽，患也重，治更难，为医之苦也。

中医药学植根于中华传统文化之中，乃中华文化之奇葩。其提挈天地，把握阴阳，探理溯源，治病求本，辨证施治，大道至简，大理通明，深究之，细研之，发扬光大，诚不失我华夏后生之职守也。

承德是我的学生，也是我的助手，我是急诊分会主委，他是秘书长，多年来我们为中医急诊分会的组织建设、学科发展、学术交流、人才培养、成果推广进行了不懈努力，使中医急诊学科建设迅速发展壮大，成为全国有影响的学科，为我国中医急诊工作做出了应有的贡献。

承德及众贤达之士潜心风湿病数十年，继承焦树德、谢海洲、朱良春之遗风，兼秉路老重脾胃调五脏之枢机。在中华中医药学会风湿病分会及世中联中医风湿专业分会中继往开来，砥砺前行，统筹国内一流大家，重订《实用中医风湿病学》，在"十一五""十二五"全国中医重点专科——风湿病专科建设之后，再度筹措编纂《风湿病中医临床诊疗丛书》。以西医学主要风湿病名为分册，归纳类风湿关节炎、强直性脊柱炎、系统性红斑狼疮、白塞病、痛风、骨关节炎等十七分册。统一体例，独立成卷，纵论历史沿革、辨证要点、诊断标准、历代医家治则验案、文献索引；横及现代医学之病理、生化、检测方法。全书纲举目张，条分缕析，广搜博采，汇通中西，病证结合，立法严谨，选药精当，医案验证可采可信。书中引经据典，旁证参考，一应俱全，开合有度，紧束成篇，可通览亦可分检之。

《风湿病中医临床诊疗丛书》汇集国内著名中医风湿专家，通力合作，如此鸿篇巨制，乃风湿病诊疗之集大成者，蔚为壮观。此非高屋建瓴、统摄权衡者不敢为也，非苦心磨砺、独具慧眼者，不能为也。此书可为初学者张目，可为研究者提纲；读之则开卷有益，思之可激发灵光；医者以之楷模，病者可得生机。善哉，善哉。

览毕，余为之庆幸，愿以为序。

国医大师　晁恩祥

戊戌年冬月

自 序

　　光阴似箭，岁月如梭，一晃吾已年逾古稀。回首五十多年走过的行医之路，艰辛而漫长，也坦然豁然。我从小酷爱中医，梦想长大能当一名郎中，为乡亲们解除病痛。初中毕业，我考上了甘肃省卫校，被分配到检验专业，自此决心自学医疗和中医知识。时逢"文革"动乱，我自己去甘肃省人民医院进修，如饥似渴地学习中西医知识。毕业后，我自愿报名去了卓尼疗养院（麻风病院），因医院正在建设之中，闲暇时间较多，我就背药性赋、汤头歌等。从1970年大学开始招收工农兵学员，我每年都报名，终于1976年考上了北京中医药大学，走上了学习中医之路，实现了学中医的梦想。入学时，我们又赶上粉碎"四人帮"的好时机，"文革"期间老教授们都未上台讲课，此时重上讲台，积极性很高，我们聆听了任应秋、刘渡舟、赵绍琴、王绵之、董建华、焦树德、程士德、施汉章等大师们的讲课，真是万分荣幸。

　　我的毕业实习是在广安门医院，有幸跟谢海洲、路志正老师侍诊学习。毕业后我被分配到甘南州人民医院工作。1982年我报考了中国中医科学院广安门医院由赵金铎、谢海洲、路志正三位导师招收的痹病专业硕士研究生，这也是我国第一个中医风湿病专业的研究生，从此开始了我的风湿病研究工作。学习期间，除跟谢老临诊之外，我阅读了大量古今有关风湿病治疗的文献，总结了谢老治疗风湿病的经验和学术思想。我的毕业论文是《论扶正培本在痹病治疗中的重要意义》，后附100例病案分析。论文在总结谢老经验和学术思想的基础上提出了几个新的学术观点。如从病因病机方面，强调正虚是发病之本，提出"痹从内发"。风湿病的发病，不仅是内外合邪，更是内外同病，正虚为本，此乃发病之关键。脾虚外湿易侵，阳虚外寒易袭，阴虚外热易犯，血虚外风易入。此外，外未受邪，脾虚生内湿，久生痰浊，血虚生内风，阴虚生内热，阳虚生内寒，气虚生瘀血，风、寒、湿、热、痰浊、瘀血从内而生，留于肌肤筋脉，停滞关节，闭阻气血，内侵五脏，痹从内生。

我在论文中提出"痹必夹湿"的观点。我在查阅历代文献时发现，《说文解字》曰："痹，湿病也。"《汉书·艺文志》曰："痹，风湿之病。"《素问·痹论》曰："风寒湿三气杂至，合而为痹。"张仲景将该病放在《金匮要略·痉湿暍病脉证治》的湿病中论述，清·吴鞠通将该病放在《温病条辨·中焦篇·湿温》中论述，足见历代医家对风湿病从湿论治的重视。此外，发病的病因病机、临床表现、转归预后等都与湿有密不可分的关系。湿为阴邪，易伤阳气，其性重浊，黏滞隐袭，秽浊潮湿，其性趋下，阻遏气机，病多缠绵难愈。湿邪在风湿病的发生发展、转归预后等方面有重要影响，大凡风湿病者，多肌肉重着酸痛，关节肿胀，肢体浮肿，周身困倦，纳呆乏味，病程缠顽难愈。

湿为重浊之邪，必依附他物而为患，内蕴之湿，多可从化，非附寒热不能肆于人，感于寒则为寒湿，兼有热则为湿热，夹有风则为风湿。诸邪与湿相合，如油入面，胶着难化，难分难解，故风湿病一般病程较长，缠顽难愈。

我强调脾胃在风湿病中的重要地位。以往医家重视肝肾，因肾主骨，肝主筋，风湿病主要责之于肝肾，强调肝肾在风湿病中的地位。基于"痹必夹湿"的认识，脾属土，主运化水湿，湿之源在脾，土旺则胜湿；脾又主四肢和肌肉，阳明主润宗筋，主束骨而利关节，气血之源又在脾，故脾胃在风湿病中占有非常重要的地位。

在治疗方面，历代医家以祛邪为主，我提出扶正培本为基本大法。在扶正方面，滋阴以清热，温阳以散寒，养血以祛风，益气以化瘀。历代医家重视肝肾，我更强调脾胃，健脾益气、化湿通络是治疗风湿病的基本法则。因风湿病的病位多在中下二焦，病邪弥漫于关节与筋膜之间，故用药宜重，药量宜大。因痹必夹湿，湿多与他邪裹挟、胶着难解，故证型不易变化，治疗要守法守方。风湿病是世界之顽疾，非常之病必用非常之药，顽难之疾需用特殊之品。有毒之药也称虎狼之品、霸道之药，其效快而猛烈，能斩关夺隘，攻克顽疾，非一般药可比。我治风湿病善用有毒和效猛之品，如附子、川乌、草乌、细辛、马钱子、雷公藤、全虫、蚂蚁、水蛭、大黄、石膏等，只要辨证正确，配伍合理，是安全有效的。如雷公藤配附子之后，毒性大减，雷公藤性寒味苦治热证为宜，不宜寒证；附子大热，治寒证为宜，热证慎用。二者配伍，毒性大减。另附子大热，若配大黄或知母之类，能够制其热，减毒性，其疗效明显提高。

经过近四十年的临床验证，我以上关于风湿病的学术观点越来越被证明是正确的，对指导风湿病的临床还是有价值的。

我在攻读研究生期间就跟路志正和焦树德等老师从事风湿病分会工作，先后担任秘书、秘书长、副主委、主任委员。2000年我被路老推荐并选举为第二届风湿病分会主任委员，直至2015年卸任。几十年来，在路老和焦老的精心培养和正确指导下，风湿病分会从小到大、从弱到强，学术队伍从最初的二十余人发展至目前四百多人，发展迅速，学术水平逐年提高，规模逐年扩大，每年参会代表有五百多人，学术氛围浓厚。到目前为止，共举办全国性风湿病学术会议二十余次，召开国际中医风湿病学术研讨会十多次，举办全国中医风湿病高研班二十多期。2010年在北京成立了世界中医药学会联合会风湿病专业委员会，我担任会长。至今已在马来西亚、美国、俄罗斯、西班牙、葡萄牙、意大利、新西兰、泰国等国家及北京、台湾、香港等地举办世界中医药学会联合会的年会，并举办国际中医风湿病学术研讨会分会场。

多年来，风湿病分会重视规范化、标准化研究。鉴于该病病名混乱，如1983年学组刚成立时称为痹症学组；大家认为"症"是症状，不能称为痹症，于是更名为痹证专业委员会；大家又认为"证"是一个证候群，也代表不了疾病，于是又改为痹病专业委员会。西医学对此病的认识也在不断变化，20世纪60～70年代称胶原化疾病，70～80年代称混合结缔组织病，90年代称风湿类疾病。而风湿病之病名中医自古有之，我于1990年首先提出将痹病改为风湿病的建议，还风湿病的历史原貌。理由之一：历代中医文献里早有记载。如《汉书·艺文志》曰："痹，风湿之病。"《金匮要略》曰："病者一身尽痛，发热，日晡所剧者，名风湿。此病伤于汗出当风，或久伤取冷所致也……"《神农本草经》记载了 26 种治疗风湿病的药物，特别是下卷明确提出："疗风湿病，以风湿药，各随其所宜。"这是专病专药的记载。《诸病源候论》曰："风湿者，以风气与湿气共伤于人也……"《活人书》曰："肢体痛重，不可转侧，额上微汗，不欲去被或身微肿者何？曰：此名风湿也。"理由之二：痹病的名称不能囊括所有风湿疾病，"痹"的含义广泛。"痹"既是病机，指闭塞不通；又是病名，如肺痹、胸痹，极易混淆。许多带"痹"的并不是风湿病。

从病因、病机、分类、临床表现、证候等方面看，风湿病病名较痹病更科学、合理，更具有中医特色，更符合临床实际。我提出此建议后，也有反对者，但经多次讨论，路老、焦老同意，提交 1993 年第七届全国痹病学术研讨会讨论后，大家一致同意将痹病改为风湿病。这是我国中医风湿病学会对中医药学的一大贡献。我还在全国各学术会议上不断阐述将痹病改为风湿病的重要意义。学会还对五体痹（皮、肌、筋、脉、骨）和五脏痹（心、肝、脾、肺、肾）及尪痹、大偻、燥痹等二级病名的诊断标准和疗效评定进行了规范化和标准化研究。

近几十年现代免疫学的迅速兴起，使人们对风湿病的认识更加深入，诊断日益先进，加之病种的逐渐增加，新药研发和治疗手段不断涌现和更新。现代风湿病学的发展也非常迅速，成为一门新兴学科。为了提高风湿病诊断和治疗水平，突出中医药的特色和优势，总结中西医治疗风湿病的研究成果和宝贵经验，适应当前风湿病学科的发展，满足患者的需求和临床工作者的要求，世界中医药学会联合会风湿病专业委员会特邀请国内著名中西医专家和学者编写了《风湿病中医临床诊疗丛书》。我们选择以西医命名的最常见的 17 个病种（系统性红斑狼疮、强直性脊柱炎、类风湿关节炎、成人斯蒂尔病、反应性关节炎、干燥综合征、纤维肌痛综合征、骨关节炎、痛风、骨质疏松、白塞病、风湿性多肌痛、硬皮病、炎性肌病、银屑病关节炎、儿童常见风湿病、产后痹）作为丛书的 17 个分册，每分册分为九章，分别是历史沿革、病因与病机、诊断与鉴别诊断、中医治疗、西医治疗、常用中药与方剂、护理与调摄、医案医话、临床与实验研究。丛书以中医为主，西学为用，如中医治疗分辨证治疗、症状治疗及其他治疗，尽可能纵论古今全国对该病的治疗并加以总结；常用中药从性味归经、功能主治、临床应用、用法用量、古籍摘要、现代研究等方面论述；常用方剂从出处、组成、煎服方法、功能主治、方解、临床应用、各家论述等方面阐述；总结古今医案医话也是本丛书的重点，突出历代医家对该病的认识和经验，更突出作者本人的临床经验，将其辨证论治的心得融入其中，匠心独运，弥足珍贵。风湿病是世界顽难之疾，其治疗有许多不尽如人意之处，仍缺乏特效的药物和方法，尚需广大有志于风湿病研究的仁人志士勤于临床，刻苦钻研，不懈探索，总结经验，传承创新，攻克顽疾。

本丛书编写历时 3 年之久，召开编写会 6 次，数易其稿，可谓艰辛，终于付梓面市，又值中华人民共和国成立 70 周年之际，我们把它作为一份厚礼献给祖国。希望本丛书的出版，对中医风湿病诊疗研究的同仁们有所裨益，也借此缅怀和纪念焦树德、谢海洲、朱良春、王为兰、陈志才几位大师。

特别感谢路志正国医大师、王永炎院士、晁恩祥国医大师百忙之中为本丛书作序，给本丛书添彩。

本丛书编写过程中，各位专家及编写办公室工作人员辛勤努力，医药企业也给予了积极支持，同时得到了中国中医药出版社领导和编辑的大力支持，在此一并表示衷心感谢！

由于水平所限，本书若存在瑕疵和不足之处，恳求广大读者提出宝贵意见，以便再版时修订提高。

世界中医药学会联合会风湿病专业委员会会长
中华中医药学会风湿病分会名誉主任委员　王承德

2019 年 3 月

总前言

　　《风湿病中医临床诊疗丛书》总主编王承德教授从事中医风湿病临床工作近四十年，担任中华中医药学会风湿病专业委员会第三届主任委员、第四届名誉主任委员，世界中医药学会联合会风湿病专业委员会会长。在他的领导下，中医风湿病学临床与研究队伍经历了初步发展到发展壮大的过程，中医风湿病学有了长足发展。王承德教授一直致力于提高中医诊治风湿病临床水平的工作，有感于西医治疗风湿病的诊疗技术及生物制剂等临床新药的使用，遂决定组织全国权威风湿病专家编写本套丛书，以进一步提高中医风湿病医生的诊疗水平。

　　《风湿病中医临床诊疗丛书》共收录 17 个病种，各病独立成册，每册共 9 章，分为历史沿革、病因与病机、诊断与鉴别诊断、中医治疗、西医治疗、常用中药与方剂、护理与调摄、医案医话、临床与实验研究，汇集了中医、西医对 17 种常见风湿病的认识，重点论述了疾病的中医病因病机和西医病因病理，介绍了疾病的诊断与鉴别诊断，特别突出中医辨证治疗和其他治法，总结了治疗疾病的常用中药和方剂。总结古今名家治疗经验是本丛书的一大亮点，临床与实验研究为临床科研提供了思路和参考。

　　本丛书由国内中医风湿病领域的权威学者和功底深厚的中医风湿病专家共同编撰。2016 年 3 月丛书召开第一次编委会，经过讨论，拟定了丛书提纲，确立了编写内容。本着实用性及指导性的原则，重点反映西医发展前沿、中医辨证论治和古代及现代名家的医案医话。2016 年 10 月和 2017 年 10 月，编委会两次会议审定了最终体例。会议就每一种疾病的特点与内容进行了仔细审定，如类风湿关节炎在辨证论治中就病证结合、分期论治进行了详细的阐述，白塞病增加了诊疗思路和临证勾要两部分，这些都是编著者多年的临床思考和心得体会。现代医案医话部分除了检索万方、知网、维普等数据库外，又委托中国中医科学院信息所就丛书中的病种进行了全面检索，提供了国家级、省部级、地市级名老中医工作室内部的、未发表过的医案供编著者选择。丛书最终经总主编王承德教授审定，内容翔实，易懂实用，既有深度又有广度，不仅汇集了西医风湿病最新的前沿动态，还摘录了古代名医名家的经验用药，同时又有当代风湿病学大家、名家的经验总结，是编著者多年风湿病临床经验的结晶。本丛书可作为各级医疗机构从事中医、中西医风湿病临床与科研工作者的案头参考书。

由于编撰者学识有限，书中若有疏漏与谬误之处，敬请广大读者提出修改意见，以便再版时修订提高。

《风湿病中医临床诊疗丛书》编委会

2019 年 4 月

编写说明

　　纤维肌痛综合征是以慢性、全身性疼痛为主要临床特征，并在全身多个对称的特定部位出现压痛点的一种特发性风湿病。本病临床表现复杂，患者主诉多、个体差异大。中医古籍中无纤维肌痛综合征的相关专病名称记载。目前，西医对本病尚无国际公认的特效药物，主要将锻炼作为推荐疗法，同时针对患者个体症状进行对症治疗。而中医对于本病从整体观出发进行辨证论治，配合中医理论指导下的多种非药物治疗方法，对于全面改善患者多系统的症状具有较好疗效。

　　本分册从纤维肌痛综合征的历史沿革、病因与病机、诊断与鉴别诊断、中医治疗、西医治疗、常用中药与方剂、护理与调摄、医案医话及临床与实验研究等方面进行了系统的整理和阐述，兼顾中西医学对于本病的认识和诊疗思路，并重点论述中医药对治疗纤维肌痛综合征的独特优势和诊疗经验。

　　在编写过程中，我们在中西汇通的基础上着重突出中医特色，汇集了古今中医名家对纤维肌痛综合征相关的学术总结、临床经验和研究成果，以保证内容的全面性和权威性。我们力求本分册内容兼顾学术性与实用性，注重理论与实践相结合、治疗与预防相结合。本分册既可以作为对纤维肌痛综合征进行系统掌握的学习手册，也可以作为医疗实践中方便查阅的随身指南，对临床、科研、教学工作均有很高的实用价值和指导作用。

　　由于编者水平有限，书中若存在不足或疏漏之处，热切希望广大读者提出宝贵意见，以便再版时修订提高。

《风湿病中医临床诊疗丛书·纤维肌痛综合征分册》编委会

2020 年 3 月

目 录

第一章

纤维肌痛综合征的历史沿革

纤维肌痛综合征是以慢性、全身性疼痛为主要临床特征，并在全身多个对称的特定部位出现压痛点的一种特发性风湿病。本病的核心症状还包括疲劳、睡眠障碍、认知障碍和情绪问题。除此之外，头痛、晨僵、寒冷不耐受、肠和膀胱易激惹症状，以及胸痛心悸等也是本病的常见症状。本病临床表现复杂，患者主诉多、个体差异大。中医古籍中无纤维肌痛综合征的相关病名记载。近年来，我国学者常以"周痹""肌痹""气痹"等论之，或以"周痹""肌痹""肝痹"概而论之者亦为数不少，也有学者提出新的中医疾病名称，以"郁痹"命名。近期发表的一篇病名专论文章，提出本病应属"筋痹"范畴。

　　上述病名都从一些侧面反映了纤维肌痛综合征的疾病特点，"周痹"突出了其疼痛症状可遍布周身或呈游走性的特点，"肌痹"强调其疼痛在肌肉、不在关节骨骼范畴，"气痹"和"郁痹"则侧重于患者的情志症状，但是这些病名尚不能涵盖纤维肌痛综合征的全部核心症状及疾病的主要特点。由于本病症状谱较广，建议以"筋痹"名之。理由一为本病最核心的症状——慢性弥漫性疼痛正是"筋痹"的主要临床表现；理由二为特定部位压痛点所处的位置与中医"筋"的概念相符；理由三为"肝痹"由"筋痹"发展而来，在临床症状上"肝痹"与"筋痹"往往共存，肝病失于疏泄，导致百症丛生，与纤维肌痛综合征的众多非特异症状相符。尽管如此，究竟应如何界定本病的中医病名，以全面反应疾病特征，是本病研究中中医学者需要探讨的重要问题，将有利于对本病的认识，从而确定立法用药。

第一节　中医对纤维肌痛综合征的认识

　　本病源流可参照"筋痹"。"筋痹"病位在筋，属于五体痹，临床主要表现为筋挛节痛，其病名最早见于《素问·痹论》。《素问·痹论》对筋痹论之较详："风寒湿三气杂至，合而为痹……以春遇此者为筋痹。"又曰："痹……在于筋则屈不伸。"还指出筋痹不已，可发展为肝痹。《素问·长刺节论》亦曰："病在筋，筋挛节痛，不可以行，名曰筋痹。"之后，汉·华佗《中藏经》及隋唐时期《诸病源候论》《备急千金要方》等医书中都出现了筋痹。《中藏经》认为："大凡风寒暑湿之邪入于肝，则名筋痹。"隋·巢元方《诸病源候论》曰："其以春遇痹为筋痹，则筋屈。"唐·孙思邈《备急千金要方》则将五体痹归于"六极"门下，强调了痹病由"痹"到"极"、由实到虚的演变发展过程。其所论"筋极"与筋痹相似，并将二者一起论述，曰："凡筋极者主肝也，肝应筋，筋与肝合，肝有病从筋也。"又曰："以春遇病为筋痹，筋痹不已，复感于邪，内舍于肝，则阳气入于内，阴气出于外，若阴气外出，出则虚，虚则筋虚，筋虚则善悲，色青苍白见于目下，若伤寒则筋不能动，十指爪皆痛，数好转筋，其源以春甲乙日得之伤风，风在筋为肝虚风也。若阳气内发，发则实，实则筋实，筋实则善怒，嗌干伤热则咳，咳则胁下痛不能转侧，又脚下满痛，故曰肝实风也。"并附方6首及灸治方法。宋代《圣济总录》详论筋痹，在痹证门列有筋痹条，并附方分类治之，曰："经曰：风寒湿三气杂至，合而为痹；又曰：以春遇此者为筋痹，其状拘急屈而不伸是也。"其曰："凡筋极者，主肝也，肝应筋，筋与肝合，肝有病从筋生。"之后王焘《外台秘要》及宋·王怀隐《太平圣惠方》承其说，论述筋极与筋痹。《圣济总录》则首次对筋痹的理法方药系统论述，其后筋痹文献渐较丰富，但多不出《内经》之说。明清时期对筋痹的认识有所发展，论述较多，认识广泛，叫法多样，如风痹、肝痹、走注、流火等，使筋痹出现一病多名。但筋痹与风痹、肝痹、走注、流火虽然关系密切，但并不相同，不可混淆，故明清之后的文献较少提起。

第二节　西医对纤维肌痛综合征的认识

对纤维肌痛综合征的认知，西方医学界经历了四百余年的漫长过程。对本病的描述最早可追溯到1592年，当时被称为肌肉风湿症（muscular rheumatism）。此后，随着对疾病认识的深入，1904年William Gowers在《英国医学杂志》发表文章时首次使用了"纤维组织炎"（fibrositis）一词。同年病理学家Ralph Stockman首次对这种慢性疼痛进行了描述："疼痛，有僵直感，肌肉活动受限，易感到疲劳，缺乏精力和活力。"他认为，肌肉疼痛患者的肌束间质中有炎性病灶，认为本病是由"纤维组织炎症"引起。1938 年美国 P.S. Hench 教授将个别病例定性为原发性或继发性纤维组织炎，其子 P.K. Hench 教授对此概念进行了阐释。当时的观点是，本病在没有相关的潜在疾病时被认为是原发性的，而在有潜在风湿性疾病或其他器质性疾病时应被认为是继发性的。此后的 70 年间，西方医学界未能在组织病理找到充分的证据以支持"纤维组织炎症"是这一种炎症性疾病。因此，1976 年美国 P.K. Hench 教授认为，这些临床表现是相互关联的变化同时出现的一系列症候群，故提出本病的新病名——纤维肌痛综合征。随后，在 1977 年，关于本病压痛点的临床试验开始开展。1987 年美国风湿病学会将本病划为一种独立的疾病，1990 年发布了包含特定部位压痛点的第一版分类标准。在 1989 年，Hudson 和 Pope 教授提出了本病的医学功能症候群和一些精神疾病（包括抑郁症、恐慌症、暴食症和强迫症）都通过"情感谱系障碍"机制相互关联。1991 年，世界卫生组织将纤维肌痛确认为一种真正的疾病，并接受了美国风湿病学会的诊断标准。1999 年，Bennett 根据已发表的文章，发表了一篇综述论文，提出中枢敏化（CS）是纤维肌痛综合征发病的依据。

由于 1990 年的诊断方法主要针对 FMS 的疼痛 / 压痛区域，忽略了其他重要的临床领域，为了纠正这一不足，2010 年制定了一套新的标准，其中包含有广泛疼痛指数（WPI，范围为 0～19）和躯体严重程度量表（SSS，范围为 0～12）。2011 年对 2010 年方案进行修订，由患者完成问卷，并由临床医生进行审阅。方案的作者强调，其目标是促进流行病学研究和消除医生的一些采访负担。为更好地区分纤维肌痛综合征与局部疼痛综合征，2016 年，美国风湿病协会再次发布纤维肌痛综合征的修订诊断标准，并指出纤维肌痛综合征的诊断与其他疾病的诊断无关，并不排斥其他临床重要疾病的存在。

纤维肌痛患者心理和生理上的痛苦已引起医学界的关注，关于纤维肌痛综合征的流行病学报道、临床治疗和发病机制、疗效机制研究日渐增多。

参考文献

[1] 刘颖，张华东，李晶，等 . 纤维肌痛综合征的中医学病因病机探讨 [J]. 北京中医药，2014，33（11）：834-835.

[2] 王维祥，吴云川，刘征堂，等 . 中医对纤维肌痛综合征病因病机浅析 [J]. 湖南中医药导报，2003，9（12）：8-9.

[3] 刘书珍，刘广西 . 顺气活血汤合甘麦大枣汤治疗原发性纤维肌痛综合征 38 例 [J]. 中医杂志，2008，49（10）：908.

[4] 高玉中 . 纤维肌痛综合征中医分型论治探讨 [J]. 上海中医药杂志，2010，44（9）：32-33.

[5] 唐倩，方勇飞，王博，等 . 纤维肌痛综合征的经络辨治 [J]. 中国针灸，2008，28（10）：761-763.

[6] 曲源 . 纤维肌痛综合征的辨证施治 [J]. 实用中医内科杂志，2010，24（7）：27-28.

[7] 马淑惠，戴京璋 . 纤维肌痛综合征的病证结合诊治 [J]. 世界中医药，2018，13（3）：781-784.

[8] 焦娟，殷海波，冯兴华，等 . 纤维肌痛症中医病名探讨 [J]. 中医杂志，2019，60（1）：20-23.

[9] 王承德，沈丕安，胡荫奇 . 实用中医风湿病学 [M].2 版 . 北京：人民卫生出版社，2009.

[10] 李满意，娄玉钤 . 筋痹的源流及相关历史文献复习 [J]. 风湿病与关节炎，2014，3（1）：73-80.

[11]Ruhman W.The earliest book on rheumatism [J].Br J Rheumatol，1940（2）：140-162.

[12]Hench P K.Secondary fibrositis[J].American Journal of Medicine，1986，81（3）：60-62.

[13]Hench PK.Twenty-second rheumatism review: review of the American and English literature for the years 1973 and 1974[J]. Arthritis Rheum，1976，

19（suppl）：1081-1089.

[14]Yunus MB，Masi AT，Calabro JJ，et al. Primary fibromyalgia(fibrositis)：clinical study of 50 patients with matched normal controls[J].Semin Arthritis Rheum，1981，11（1）：151-171.

[15]Wolfe F，Smythe HA，Yunus MB，et al.The American College of Rheumatology 1990 Criteria for the Classification of Fibromyalgia.Report of the Multicenter Criteria Committee[J].Arthritis Rheum，1990，33（2）：160-172.

[16]Hudson JI，Pope HG. Fibromyalgia and psychopathology：is fibromyalgia a form of "affective spectrum disorder"[J].Journal of Rheumatology Supplement，1989，19（19）：15-22.

[17]Bennet R.Emerging concepts in the neurobiolgy of chronic pain：evidence of abnormal sensory processing in fibromyalgia[J].Mayo Clin Proc，1999，74（4）：385-398.

[18]Wolfe F，Clauw DJ，Fitzcharles MA，et al.（2010）The American College of Rheumatology preliminary diagnostic criteria for fibromyalgia and measurement of symptom severity[J].Arthritis Care Res（Hoboken），2010，62（5）：600-610.

[19]Wolfe F，Clauw DJ，Fitzcharles MA，et al.Fibromyalgia criteria and severity scales for clinical and epidemiological studies：a modification of the ACR preliminary diagnostic criteria for fibromyalgia[J].J Rheumatol，2011，38（6）：1113-1122.

[20]Wolfe F，Clauw DJ，Fitzcharles MA，et al.2016 Revisions to the 2010/2011 Fibromyalgia Diagnostic Criteria[J].Seminars in Arthritis & Rheumatism，2016，46（3）：319.

第二章

纤维肌痛综合征的病因病机

第一节　中医病因病机

　　关于本病的病因病机,《素问·痹论》中就有论述,指出了筋痹易发生的季节是春季,"以春遇此者为筋痹"。春应于肝,肝主筋,所以春天感受风寒湿之邪而得的痹病是筋痹。马莳注曰:"肝主春,亦主筋,肝气衰则三气入筋,故名之曰筋痹。"指出筋痹不仅是因感受风寒湿等外邪而成,其内因为肝气衰竭而引起风、寒、湿三气入筋,从而为纤维肌痛综合征的中医研究奠定了理论基础。除了风寒湿气痹阻,《素问·举痛论》还提出:"经脉流行不止,环周不休。寒气入经而稽迟,泣而不行,客于脉外则血少;客于脉中则气不通,故卒然而痛。"即人身经脉中的气血是周流全身、循环不止的,寒邪侵入经脉之内,气血循环缓滞,凝滞而不畅行。寒邪停留于人体经脉之外,则造成外部循环血液减少;而当寒气停留于经脉之中时,造成经脉闭阻,气血不通。以上两种现象均可以产生疼痛,是后世医家所谓"不通则痛"和"不荣则痛"的理论依据,也是纤维肌痛综合征基本辨证的理论依据。

一、病因

1. 风寒湿热之邪外袭

　　久居寒湿或湿热之地,严寒冻伤,贪凉露宿,涉水冒雨,或汗出入水等致使外邪乘虚侵袭人体,注于肌腠经络,滞留于关节筋骨,导致气血痹阻,诱发本病,或使本病病情加重。清·陈念祖《时方妙用·痹》曰:"深究其源,自当以寒与湿为主。盖以风为阳邪,寒与湿为阴邪,阴主闭,闭则郁滞而为痛,是痹不外寒与湿。而寒与湿亦必假风以为之帅,寒曰风寒,湿曰风湿,此三气杂合之说也。"认为风、寒、湿是引起本病的主要外因。风为百病之长,易夹邪入侵,是外邪乘虚夹杂而入的重要载体,纤维肌痛综合征患者多由风夹湿、夹寒侵袭人体发病,贯穿于疾病始终,不断加重病情。刘完素的《河间六书》云:"风热病,气壅滞,筋脉拘,体倦腰痛。

脾热者，热争则腰痛不可俯仰。"认为热邪侵袭人体，热阻气机，筋脉拘紧，机体劳倦，腰部疼痛；脾胃中焦湿热，而致腰部疼痛。故湿热邪气亦可侵袭人体致本病。

2. 先天禀赋不足

纤维肌痛综合征患者大多因先天禀赋不足，肝肾亏虚，而致风寒湿邪侵袭人体致病。因先天禀赋不足，阴阳失调，肾气亏虚，外邪乘虚而入，"邪入阴则痹"；或兼房事不节，阴火消烁，真阴愈亏；或内伤七情，病阴损及阳，时感外邪，寒湿深浸肝肾，筋骨失养；抑或因先天不足，卫外不固，外邪入侵，致使气血经络阻塞，留滞于经络、关节、肌肉而致本病，故先天禀赋不足为纤维肌痛综合征发病的重要原因。在临床上，纤维肌痛综合征的发病比例女性明显高于男性。中医学认为，女子肝气易衰，更易受外邪损伤，也从侧面说明本病与正气充足与否密切相关。

3. 七情致痹

《灵枢·百病始生》云："百病之始生也，皆生于风雨寒暑，清湿喜怒。"此病既非外感，便可归于"喜怒"，此处"喜怒"恐为七情的概括说法。《黄帝内经》认为，五脏皆有其所主之情志，"生病起于过用"，即情志过极则致痹。怒则气上而伤肝，肝伤则气机不畅，气血瘀滞于筋脉皮骨而为痹；喜则气缓而伤心，心血暗耗，血虚则筋肉不荣而为痹；思则气结而伤脾，脾失健运，升降失常，气血生化无源，则筋脉失荣而为痹；悲则气消而伤肺，肺气不利，气机失调，阻滞筋脉发为痹；恐则气下而伤肾，肾气不足，温煦失职，而生内寒，寒则凝滞，留滞于肌肉关节而重痛发为痹。五脏六腑皆受情志影响，五脏又互相影响，情志不畅伤及脏腑，影响脏腑功能，继而气血津液留滞筋脉肌肉而致痹。七情伤脏，脏失其情，皆可致痹，从而发生全身广泛疼痛之筋痹。人之大气左升右降，"肝升于左，肺降于右"。肝气畅达，则气血调达，若七情内郁，肝气不疏，肝不能升大气于左，或肝阳上亢，大气左升太过，均可致气机逆乱，气滞血瘀而发为痹。

肝胆互为表里，"肝者，将军之官，谋虑出焉……胆者，中正之官，决断出焉"。肝气顺畅，则气血平和；胆气充实，则行事果断，脏腑气血功能

9

发挥正常。《素问·六节藏象论》中的"凡十一脏取决于胆也",意指五脏六腑皆以少阳胆为升降出入之枢纽,尤其在气机与情志致病方面,亦为本病发病之关键。

4.少阳枢机不利

（1）少阳之纵　纵观少阳,少阳经的生理表现在胆经、胆腑及三焦。足少阳胆经循行头身两侧,经脉与其分支的循行部位涉及目、耳、胸胁、心下,络肝属胆。经别入季胁,布胸腔,过心脏。故其纵行人体两侧,上至头目,穿胸过心入腹至足而行气通血,贯穿人体上下。少阳胆腑藏精汁,主疏泄,主决断,寄相火。调控脾胃升降、脏腑代谢和精神情志,使胆汁贮藏、排泄规律而行,阳明胃降,太阴脾升,则里气调畅。手少阳三焦经为水火气机之通道,是气化的场所、元气之别使,内寄相火。三焦通利,则上下气机、津血调达,其关键在于中焦脾胃、肝胆。

（2）与少阳病的关系　《伤寒论》将少阳病的主症描述为:口苦、咽干、目眩、往来寒热、胸胁苦满、默默不欲饮食、心烦喜呕、颈项强、胁下满、支节烦疼等。其症与纤维肌痛综合征之肌肉疼痛、僵硬、感觉异常及睡眠障碍、易疲劳感症状相似。少阳之病理表现为易化火、易气郁,气机不畅,情志内伤,肝胆受之,少阳为病。胆经胆腑相继受累,"凡十一脏取决于胆也",十一脏病可及少阳胆经,而少阳胆经之病亦殃及十一脏及其所辖经络,二者相互影响,概纤维肌痛综合征情绪有异、疼痛遍及周身之表现与肝胆相系,与少阳相关。其又易牵连其他经络,继而各个脏器发生连锁反应,出现纤维肌痛综合征的临床表现。

少阳肝胆不利而见其症。肝郁气滞,气滞则血行不畅,四肢百骸、经络关节失于濡养,则见全身广泛疼痛,关节肿痛,疲劳,晨僵。少阳枢机不利,气郁则生内热,内热多生郁火,少阳郁火上扰心神则令人心烦。胆火循经上扰头目则见头痛。肝胆气郁,失于疏泄调达,气机升降无常,血行亦受牵连,进而心神失养,则见失眠多梦、精神不振等;肝木郁滞,横逆犯脾,则见肠易激综合征、腹痛、腹泻、腹胀、便秘等。总之,本病常见的临床症状均与少阳相关。

（3）其痛在筋　纤维肌痛综合征躯体疼痛部位与中医"筋"的概念相互符合，西医学已经认识到本病并非简单的肌肉关节疼痛，用于诊断本病的特定部位压痛点的位置多数是在肌肉和骨骼的连接处，属于中医"筋"的范畴。"筋"是中医特有术语，包括：第一，肌肉（骨骼肌），肌肉活动产生抻拉之力，以牵引关节伸缩，做出各种动作；第二，肌腱，连接骨骼和肌肉的一种索状或膜状致密结缔组织；第三，韧带，存在于人体关节处，连接相邻骨骼的致密纤维结缔组织束，作用是加强关节的稳定性，限制其过度运动；第四，体表的静脉，俗称"青筋"。除此之外，筋膜、腱鞘、滑囊、关节囊，甚至关节软骨、关节盂等组织，也都属于中医学"筋"的范畴。《杂病源流犀烛》曰："筋也者，所以束节络骨，绊肉绷皮，为一身之关纽，利全体之运动者也……按人身之筋，到处皆有，纵横无算。"是为中医学所言之"筋"。中医学之"筋"在五体中属肝，因此本病发病部位与肝胆密切相关。

二、病机

1.外邪侵袭，气血痹阻

《内经》中提出风寒湿邪三气杂至，合而为痹论，并指出三气在发病中轻重各不相同，后世医家更认为寒湿是引起本病的主要外部因素。《素问·痹论》说："寒气胜者为痛痹。"就提出了寒邪致痹论点。《内经》中也提出湿邪致痹的观点，如《素问·痹论》说："湿气胜者为着痹。"《金匮要略》曰："湿痹之候，小便不利，大便反快。"风为百病之长，其性善行多变，《内经》认为，风邪是引起本病的原因之一，但风邪很少单独致病，多与寒、湿、热夹杂，导致本病的发生。《诸病源候论·风痹候》中说："痹者，由人体虚，腠理开，故受风邪也，病在阳曰风，病在阴曰痹。"提出了因虚受风而致痹的观点，后世医家亦多赞同上述论点。同时，湿热邪气乘虚内侵亦可阻于经络，引起纤维肌痛综合征。

2.情志所伤，肝郁气滞

本病与过劳、精神紧张关系密切。若遇情志内伤，肝失条达，肝藏血而主筋，为罢极之本，故其病机可见肝气郁结，气血失和，其伴发症状如少眠多梦、焦虑抑郁、不思饮食、不耐劳作，或易腹痛腹泻，情绪不畅，易紧张，情绪波动时病情加重。肝气郁滞，疏泄失职，则气血阻闭不能周流濡养全身而作痛；肝郁失其条达之性，则情志抑郁，焦虑难眠，精力易疲；肝气郁滞、木不疏土或肝郁化火、木乘脾土，皆可致脾脏运化功能失职，久之亦成脾虚之证。

3. 肝肾两虚，筋脉失养

禀赋不足、正气亏虚是主要原因。肝为罢极之本，肝藏血，主筋，肾为先天之本，藏精而主骨。《素问·逆调论》中说："肾者水也，而生于骨，肾不生则髓不能满，故寒甚至骨也……病名曰骨痹，是人当挛节也。"本病多见于女子，"女子以血为本"，"肝肾同源"，妇人经历经带胎产，阴血亏虚，精血暗耗，外邪易于侵袭而发为筋痹。

肾为先天之本，藏精而主骨，肝为将军之官，主藏血主筋，总司疏泄。肾阳不足，肝失疏泄，气血生化乏源，疏布不能。肝肾同源，先天不足或久病伤肾，致肾气亏虚，肝失其生养；或久痹不已，正虚邪恋，精血耗损，肝肾亏虚。其伴发症状如形寒肢冷，腰膝酸软，眩晕耳鸣，胁痛目涩，五心烦热，潮热盗汗，口燥咽干，或手足蠕动等。肾阳不足，不能温养四肢，故出现形寒肢冷、腰膝酸软。肝阴不足，气郁化火，肝气郁结，则见眩晕耳鸣、胁痛目涩、五心烦热等症。肝肾阴虚而致筋脉失养，故周身疼痛、筋脉拘急、两胁隐痛、腰膝酸软。卫外不密，里虚复感外邪，病程迁延难愈，日久则五脏气机紊乱，脏腑经络功能失调，因而证候错综复杂。

三、病因病机概括

筋痹的致病因素，其外因大多为风寒湿热之邪侵袭筋脉；其内因为禀赋不足体弱，或少阳肝胆有热，热邪煎熬筋脉，血枯筋泣，致筋脉拘急疼痛，或因肝肾精血亏虚，不能濡养，致筋脉拘挛，或郁怒气滞，或痰浊瘀血阻滞等，致使气血运行受阻，筋脉不利，而成筋痹。在筋痹诸多的病因病机中，除了六淫中"风""寒""湿"邪为常见原因外，又可遇热邪而致筋缓弛纵，其内因多为肝血不足，气机疏泄失常，以及痰浊瘀血阻滞。本病初起多以邪实为主，然此种邪实必兼有本虚的一面。而后天调摄失当、情志刺激、女性经带胎产等损耗肝肾，则外邪易于入侵，病邪痹阻筋脉；且正气既虚，无力驱邪外出，出现病程迁延，不易痊愈。

第二节　西医病因病理

纤维肌痛综合征在临床上非常常见，好发于 40 岁以上女性人群，按照 1990 年美国风湿病协会发布的分类标准，男女比例约为 1：7，欧美国家患病率为 2%～8%，我国香港地区约为 1%，大陆和台湾地区尚缺乏流行病学报道。有研究发现，随年龄增长，本病患病率也随之增高，50～60 岁女性中患病率可高达 8%。罹患本病后，患者的身心健康受到严重影响，生活质量显著下降，明显低于类风湿关节炎、强直性脊柱炎、系统性红斑狼疮等风湿性疾病患者的生活质量。本病发病机制方面目前仍然不清，主流观点认为"中枢敏化"是主要发病机制。

纤维肌痛综合征常与其他风湿性疾病合并出现。有研究发现，纤维肌痛综合征患者合并类风湿关节炎与系统性红斑狼疮的患病率分别为 5.2% 和 1.7%，同时，风湿性疾病患者合并纤维肌痛综合征的比例也很高，强直性脊柱炎合并纤维肌痛综合征的患病率在 12.6%～30.4%，系统性红斑狼疮为 13.4%～16.2%，类风湿关节炎为 6.6%～15.4%。据报道，类风湿关节炎合并纤维肌痛综合征患者与单纯类风湿关节炎患者相比，关节炎症状更重，类风湿关节炎疾病活动度更高，生活质量也更差。纤维肌痛综合征的发病机制至今仍不清楚，自 1990 年本病的定义和标准确立至今已 30 年，对于疼痛和其他症状的发生机制研究取得了很大进展。先进的神经成像技术发现，纤维肌痛综合征患者大脑中海马体功能障碍，其他的脑结构异常。另外，该病患者相较于正常对照组还存在更多的灰质萎缩。这些研究结果表明，中枢因素在纤维肌痛综合征患者疼痛发生过程中起着重要作用，并且提示这些患者对于疼痛及其他感官刺激的耐受程度很低，很小的一个刺激都可能是有害的。

1. 家族遗传因素

纤维肌痛综合征的患病有明显家族聚集倾向，遗传因素增加了本病的易感性。有研究表明，有本病家族史的家族成员患本病的概率是有类风湿关节炎家族史成员的 8.5 倍。纤维肌痛综合征患者一级亲属患病率的明显增加，提示遗传在发病中起一定的作用。

2. 社会因素

已有很多研究认为，社会心理水平低下、单身、收入低、吸烟、肥胖与本病相关。但是关于这些因素是因还是果，目前仍不清楚，是疼痛导致心理异常，还是心理异常引起纤维肌痛综合征一直存在争议。纤维肌痛综合征患者常常合并心理疾病，包括抑郁症、恶劣心境、焦虑等；但是纤维肌痛综合征也可发生于无明显心理异常的患者。

3. 应激相关性神经内分泌障碍

纤维肌痛综合征患者存在应激反应和内分泌轴功能紊乱，但这些改变也常见于有外源性病因的慢性疼痛患者。目前仍不清楚这种内分泌紊乱是本病的主要病因，还是继发于本病导致的疼痛。与类风湿关节炎及无疼痛的健康对照者相比发现，本病患者有更多的既往应激性生活事件和日常生活困扰。同样，越来越多的报道指出，本病与病毒和其他感染有关；也可能与激素水平的改变有关，如甲状腺功能减退症；或者患者在发病前遭受过战争、车祸等灾难性事件，另外还与儿童时期频繁遭到虐待（性侵、肢体暴力、语言暴力等）有关。研究显示，工作压力、工作强度、社会支持及精神压力等工作相关性心理因素与肌肉骨骼疼痛，尤其是多部位疼痛也有关。

4. 原发性神经内分泌失调

纤维肌痛综合征的原发性神经内分泌失调包括两种反射系统的改变，即丘脑 – 垂体 – 肾上腺轴和自主神经系统。绝大多数下丘脑调节激素的分泌在纤维肌痛综合征患者中都受到影响。通过外源性促肾上腺皮质激素释放因子或胰岛素诱导的低血糖来刺激下丘脑－垂体－肾上腺轴，可发现垂体释放促肾上腺皮质激素增加，并出现肾上腺相对低反应。原发性纤维肌痛综合征患者血清甲状腺激素水平正常，但静脉注射促甲状腺素释放激素后，其促甲状腺素及甲状腺激素水平下降。4 期睡眠中生长激素的分泌，有利于肌肉力量恢复。生长激素水平降低可能是纤维肌痛综合征患者劳累后长期肌肉疼痛的原因；也有可能是患者为避免疼痛而减少躯体活动，从而导致躯体功能下降，进而加重了疲劳、僵硬症状；另外，改变生长激素的代谢可加重睡眠障碍的程度。

5. 疼痛传导机制异常

各物种对疼痛的反应均存在明显的性别差异。因此，很容易理解为何女性对疼痛的耐受性较男性差。纤维肌痛综合征患者对疼痛的耐受性均降低，不论是 1990 年分类标准中的 9 对压痛点还是其他对照点，而且他们对通常不引起疼痛的冷热、电脉冲等刺激也异常敏感。纤维肌痛综合征患者对疼痛的反应剧烈且持续时间长（痛觉过敏），其在遭受多次热刺激之后，疼痛会短暂积累，导致疼痛明显加重的现象，被称为"叠加现象"。P 物质是一种疼痛调节因子，纤维肌痛综合征患者脑脊液 P 物质浓度是正常人的 3 倍。P 物质可能参与了疼痛的扩散。P 物质水平升高并非纤维肌痛综合征所特有，其他原因导致的疼痛也可出现。纤维肌痛综合征的疼痛强度与活性氨基酸中枢介质（谷氨酸盐和天冬氨酸盐）的代谢水平有关。通过超兴奋性受体（谷氨酸盐受体和 N－甲基－D 天冬氨酸受体）致敏脊髓后角损害感受性神经元，可能是纤维肌痛综合征的疼痛机制之一。

6. 痛觉抑制机制下降

痛觉抑制通路经大脑皮层、边缘系统、下丘脑、丘脑、脑干下传，调节脊髓损害感受性神经元活性。与健康对照组相比，纤维肌痛综合征患者疼痛的主要调节部位（如丘脑、尾状核）局部的血流量减少。5－羟色胺是抑制通路中的神经递质，抑制初级传入神经元末梢释放 P 物质及活性氨基酸；5－羟色胺还可调节非快速眼动睡眠。有报道显示，纤维肌痛综合征和腰背痛患者脑脊液及血清的 5－羟色胺水平降低。纤维肌痛综合征患者 5－

羟色胺抗体阳性比例约为正常人群的4倍。虽然5-羟色胺抗体与诊断无关，但有可能参与了纤维肌痛综合征的发病。5-羟色胺在纤维肌痛综合征病理生理学的作用机制仍不清楚，影响5-羟色胺代谢或活性的药物并无特殊的治疗作用。

参考文献

[1]孙国中，向红点校.黄帝内经素问注证发微[M].北京：学苑出版社，2003.

[2]曲源.纤维肌痛综合征的辨证施治[J].实用中医内科杂志，2010，24（7）：27-28.

[3]刘颖，张华东，李晶，等.纤维肌痛综合征的中医学病因病机探讨[J].北京中医药，2014，33（11）：834-835.

[4]庞坚，曹月龙，詹红生，等.骨关节炎的"筋""骨"之辨[J].上海中医药大学学报，2012，26（1）：29-30.

[5] Rusu C，Gee ME，Lagace C，et al.Chronic fatigue syndrome and fibromyalgia in Canada: prevalence and associations with six health status indicators[J].Health Promot Chronic Dis Prev Can，2015，35（1）：3-11.

[6] Wolfe F，Ross K，Anderson J，et al.The prevalence and characteristics of fibromyalgia in the general population[J].Arthritis Rheum，1995，38（1）：19-28.

[7] Queiroz，Paulo L.Worldwide Epidemiology of Fibromyalgia[J].Current Pain and Headache Reports，2013，17（8）：1-6.

[8] Scudds RA，Li KM，Scudds RJ.The Prevalence of Fibromyalgia Syndrome in Chinese People in Hong Kong[J].Journal of Musculoskeletal Pain，2006，14（2）：3-11.

[9] Campos RP，Vázquez Rodríguez MI.Health-related quality of life in women with fibromyalgia: clinical and psychological factors associated[J].Clinical Rheumatology，2012，31（2）：347-355.

[10]Birtane M, Uzunca K, Tastekin N, et al.The evaluation of quality of life in fibromyalgia syndrome: a comparison with rheumatoid arthritis by using SF-36 Health Survey[J]. Clin Rheumatol, 2007, 26（5）: 679-684.

[11] Tander B, Cengiz K, Alayli G, et al.A comparative evaluation of health related quality of life and depression in patients with fibromyalgia syndrome and rheumatoid arthritis[J].Rheumatol Int, 2008, 28（9）: 859-865.

[12] Ovayolu N, Ovayolu O, Karadag G.Health-related quality of life in ankylosing spondylitis, fibromyalgia syndrome, and rheumatoid arthritis: a comparison with a selected sample of healthy individuals[J].Clin Rheumatol, 2011, 30（5）: 655-664.

[13]Da Costa D, Dobkin PL, Fitzcharles MA, et al.Determinants of health status in fibromyalgia: a comparative study with systemic lupus erythematosus[J].J Rheumatol, 2000, 27（2）: 365-372.

[14] Clauw D J. Fibromyalgia: a clinical review[J].Jama, 2014, 311（15）: 1547-1555.

[15] Weir PT, Harlan GA, Nkoy FL, et al.The incidence of fibromyalgia and its associated comorbidities: a population-based retrospective cohort study based on International Classification of Diseases, 9th Revision codes[J].J Clin Rheumatol, 2006（12）: 124-128.

[16] Yunus MB.The prevalence of fibromyalgia in other chronic pain conditions[J].Pain Res Treat, 2011, 2012: 584573.

[17] Haliloglu S, Carlioglu A, Akdeniz D, et al. Fibromyalgia in patients with other rheumatic diseases: prevalence and relationship with disease activity[J].Rheumatol Int, 2014（34）: 1275-1280.

[18] Wolfe F, Michaud K. Severe rheumatoid arthritis（RA）, worse outcomes, comorbid illness, and sociodemographic disadvantage characterize RA patients with fibromyalgia[J].J Rheumatol, 2004（31）: 695-700.

[19] Ranzolin A，Brenol JC，Bredemeier M，et al. Association of concomitant fibromyalgia with worse disease activity score in 28 joints，health assessment questionnaire，and short form 36 scores in patients with rheumatoid arthritis[J].Arthritis Rheum，2009（61）：794-800.

[20] Arnold LM，Hudson JI，Hess EV，et al.Family study of fibromyalgia[J]. Arthritis Rheum，2004，50（3）：944-952.

[21] Williams D，Gracely R.Biology and therapy of fibromyalgia. Functional magnetic resonance imaging findings in fibromyalgia[J].Arthritis Res Ther，2007，8（6）：224.

[22] Jacobs JW，Rasker J，Van der Heide A，et al.Lack of correlation between the mean tender point score and self-reported pain in fibromyalgia[J]. Arthritis Care Res，1996，9（2）：105-111.

[23] Bergman S，Herrstrom P，Hogstrom K，et al.Chronic musculoskeletal pain，prevalence rates，and sociodemographic associations in a Swedish population study[J].J Rheumatol，2001，28（6）：1369-1377.

[24] Griep EN，Boersma JW，de Kloet ER.Altered reactivity of the hypothalamic-pituitary-adrenal axis in the primary fibromyalgia syndrome[J].J Rheumatol，1993，20（3）：469-474.

[25] Neeck G，Riedel W.Thyroid function in patients with fibromyalgia syndrome[J]. J Rheumatol，1992，19（7）：1120-1122.

[26] Staud R，Vierck C，Cannon RL，et al. Abnormal sensitization and temporal summation of second pain（wind-up）in patients with fibromyalgia syndrome[J].Pain，2001，91（1-2）：165-175.

[27] Mease P.Fibromyalgia syndrome：review of clinical presentation，pathogenesis，outcome measures，and treatment[J].J Rheumatol Suppl，2005（75）：6-21.

[28] Kwiatek R，Barnden L，Teedman R，et al.Regional cerebrall blood flow in fibromyalgia：single-photon-emission computed tomography evidence

of reduction in the pontine tegmentum and thalami[J].Arthritis Rheum, 2001, 43 (12): 2823-2833.

[29] Werle E, Fischer HIP, Muller A, et al.Antibodies against serotonin I[J].Rheumatol, 2001, 28 (3): 595-600.

第三章

纤维肌痛综合征的
诊断与鉴别诊断

第一节　诊断要点

基于既往的研究数据，曾一致认为纤维肌痛综合征的女性患病率明显高于男性（如美国研究得出的男女比例是 1∶6.8）。2010 年后，随着新诊断标准的发布，改变了本病的男女比例，采用 2010/2011 版诊断标准，女性与男性比例大约为 2∶1。儿童也可罹患本病，在三项研究中，儿童纤维肌痛综合征的患病率分别为 12%、1.49% 和 6.2%。儿童纤维肌痛综合征的临床特点是否与成人不同，目前报道尚不统一。

一、临床表现

1. 弥漫性疼痛

全身弥漫性疼痛是纤维肌痛综合征最核心的临床症状，见于所有患者。疼痛呈慢性、弥漫性，常遍布全身各处，以颈部、肩部、脊柱和髋部最常见。就诊时，很多患者常强调个别部位的疼痛，因此，需要医生有针对性地仔细询问，才会发现很多被患者忽略的疼痛部位。疼痛性质多样，常见酸痛、胀痛、刺痛、钝痛等，疼痛程度可从轻度疼痛到剧痛，间歇出现，或持续出现，休息常不能缓解。

2. 睡眠障碍

约 90% 以上患者主诉睡眠障碍，常为睡眠量的不足，整夜睡眠时间少于 5 小时，以及入睡困难、浅睡、多梦、易醒或早醒等。

3. 疲乏

约 80% 以上患者有易疲乏的表现，一部分患者出现不同程度的劳动能力下降，甚至无法从事普通家务劳动，即使清晨醒后也有明显疲倦感。部分患者有虚弱、盗汗、体重下降等表现。

4. 认知功能障碍

纤维肌痛综合征患者的认知功能明显低于同龄人，常表现为注意力难以集中、记忆力下降、思维紊乱、语言流利程度下降、找词困难、工作效率下降、执行功能减退等。

5. 心理问题

心理问题是纤维肌痛综合征常见临床症状之一，表现为情绪低落，对自己病情过度关注，甚至呈严重的焦虑、抑郁状态。部分纤维肌痛综合征患者也符合神经病学会躯体症状和相关障碍的诊断标准。鉴于症状的多样性及持续的疼痛折磨，以及长期得不到正确诊断和有效治疗，心理困扰和长期心理疾病的出现并不奇怪。

6. 其他系统表现

纤维肌痛综合征还可出现很多无法解释或无法预料的症状，涉及各个系统。

在骨骼肌肉系统，可出现全身发僵、肌肉痉挛、颞下颌关节功能障碍等。在神经精神系统，一半以上纤维肌痛综合征患者出现头痛，以偏头痛最为多见，眩晕、发作性头晕及四肢麻木、刺痛，蚁行感也是常见症状，但无任何神经系统异常的客观证据。在消化系统，可出现食欲下降、恶心、烧心，有约 30% 患者出现肠激惹综合征，表现为腹痛、腹胀、腹泻、黏液便或便秘。呼吸道症状可出现胸痛、喘鸣、憋气、咽部异物感。皮肤黏膜方面可表现为 Raynaud's 现象、风团、皮疹、光过敏、易出现瘀斑、瘙痒、脱发等。泌尿系统症状可出现排尿次数增多、排尿疼痛及膀胱痉挛等膀胱易激惹症状。此外，纤维肌痛综合征患者也可出现口干、口腔溃疡、味觉改变、眼干、视物模糊、耳鸣、听力障碍等耳鼻喉症状。这些症状可以呈轻微、慢性、阵发，也可急性发作，如胸闷胸痛急性发作时可模拟心肌梗死，临诊时应注意鉴别。以上症状常在天气潮冷、精神紧张、过度劳累和睡眠变差时加重。

二、体格检查

全身对称分布的压痛点是目前发现的纤维肌痛综合征唯一的客观阳性体征。这些压痛点对称性分布于躯干四肢，常位于骨凸起部位附近或肌腱、韧带附着点等处，而从外观上看，这些部位均无局部红肿、皮温升高等炎症的客观改变。在压痛点部位，患者对"按压"反应异常敏感，甚至出现痛苦的表情或拒按、后退等防卫性反应。大多数患者压痛点的分布具有一致性，已确定的 9 对（18 个）解剖位点为：枕骨下肌肉附着点两侧、第 5～7 颈椎横突间隙前面的两侧、两侧斜方肌上缘中点、两侧肩胛棘上方近内侧缘的起始部、两侧第二肋骨与软骨交界处的外上缘、两侧肱骨外上髁远端 2cm 处、两侧臀部外上象限的臀肌前皱襞处、两侧大转子的后方、两侧膝脂肪垫关节褶皱线内侧。按压时，采用拇指按压、恒定压力（约为 4kg/cm^2，使得检查者拇指指甲变白），持续时间为 1～5 秒钟。同时，应采用相同方法按压前额中部、前臂中部、手指中节指骨等部位，作为对照点以排除"伪痛"。

压痛点的阳性判定虽然属于客观指标，但是仍以个人感受为依据，当了解"11 个压痛阳性点"的意义后而进行的检查，本身就很可能会影响医患双方对压痛点是否为阳性的判断。所以，按压力度及检查者对患者按压反应的理解均可影响检查结果，最可靠的压痛点计数方法为——询问患者按压是否疼痛，只有回答"是的"才能判定为"阳性"，患者面部表情改变、身体移动等反应均不应计入阳性结果，而回答"一碰就痛"，并不是真的压痛，应继续追问；对于年少、瘦弱、肌肉欠发达患者，按压力度应适当减小。

通过检查压痛点来评估疼痛阈值是唯一有临床意义的常规体格检查。但它与纤维肌痛综合征其他症状及症状的轻重无明显相关。患者病情的缓解或加重，也不一定会伴随压痛点计数的改变。

三、实验室检查

本病并无实验室指标的异常，其他风湿性疾病常见的实验室异常指标，在本病中却无明显异常，而这也恰恰成为本病和其他风湿性疾病相鉴别的关键点。以本病的核心临床症状为线索，常需与多发性肌炎 / 皮肌炎、风湿性多肌痛、早期类风湿关节炎、强直性脊柱炎及甲状腺功能减低等疾病相鉴别。涉及的实验室指标包括：①炎性标志物：血沉（ESR）和 C- 反应蛋白（CRP）。②肌酶谱：如乳酸脱氢酶（HDL）、转氨酶（ALT/AST）等。③抗核抗体（ANA）：大多数纤维肌痛综合征 ANA 检查呈阴性，也有一部分患者会出现 ANA 低滴度阳性。④其他特异性抗体：包括类风湿因子（RF）、抗环瓜氨酸肽（CCP）抗体、抗中性粒细胞抗体（ANCA）及肌炎自身抗体等。⑤甲状腺功能：促甲状腺素（TSH）、四碘甲状腺原氨酸（T_4）和三碘甲状腺原氨酸（T_3）等。

四、影像学检查

功能性磁共振成像（functional magnetic resonance imaging，fMRI）可以通过间接评价毛细血管床内血流变化的方法测量神经活性。从时空分辨率、无侵入性和实用性等方面考虑，目前应用最广泛的是血氧水平依赖脑功能性成像（blood oxygen level dependent，BOLD）效应的 fMRI。BOLD效应基于神经元功能活动对局部氧耗量和脑血流影响程度不匹配所导致的局部磁场性质变化，可以客观、确凿地反映大脑功能及其变化，目前被应用于感觉皮层定位研究、视觉感知研究、语言识别中枢定位研究、各种脑疾病的研究（如卒中、老年性痴呆症、药物成瘾等）、针灸的研究，还被尝试应用于药物或针刺使用前后脑功能变化的研究。

纤维肌痛综合征有复杂多变的临床表现，但几乎都具有一定程度的疼痛放大。这种放大并不仅仅局限于对压力的刺激，还包括对高温、噪音及气味的高度反应。越来越多的证据表明中枢神经系统参与其中。近年来，功能性磁共振成像在评估纤维肌痛综合征中枢神经受累中被广泛应用，使人们对本病的发病机制有了更好的了解。

海马体是大脑的核心部位，对于压力的反应十分敏感，现在已被证实许多疾病都受到它的影响，比如由于压力事件导致的纤维肌痛综合征。最终，出现对于疼痛的中枢性敏感，对皮肤、肌肉等外周组织的低强度刺激导致了夸大的伤害性反应，即中枢系统反映出来的疼痛，被称为"中枢敏化"。已经应用许多先进的技术来研究这种放大痛觉的中枢机制，目的是为了定位和描述被称为疼痛"发源地"的大脑中的异常部位。

五、自我评估

与其他风湿性疾病相同，纤维肌痛综合征的病情评估至少应包括疼痛、疲劳及躯体功能评估。评估疼痛、疲劳、躯体功能、睡眠质量、焦虑、抑郁以及工作状态的量表均可用于纤维肌痛综合征的临床评估。如躯体功能评估可使用健康问卷评估，如健康评估问卷（health assessment questionnaire，HAQ）和纤维肌痛影响问卷（fibromyalgia impact questionnaire，FIQ）。FIQ的局限性在于其仅适用于纤维肌痛综合征患者，而健康评估问卷可广泛用于所有风湿病。本病常用量表还包括疼痛视觉模拟评分法、McGill 疼痛问卷调查、多维疲劳评价量表、匹兹堡睡眠质量指数量表、贝克抑郁量表、汉密尔顿焦虑量表、汉密尔顿抑郁量表等。

第二节 诊断标准

至今为止，美国风湿病学会分别于 1990 年、2010 年、2011 年和 2016 年，共发布了 4 版纤维肌痛综合征分类 / 诊断标准或修订标准，除了 1990 年的分类标准涵盖的两条标准是客观指标外，其余的 3 版诊断标准均包含"弥漫疼痛指数"和"症状严重性量表"这两个量表。

应用时间最长、临床医生较为熟悉的本病诊断标准是美国风湿病学会1990 年版纤维肌痛综合征的分类标准，包括：①持续 3 个月以上的全身性疼痛［即分布于躯体两侧、腰的上下部及中轴（颈椎、前胸、胸椎或下背部）等部位的广泛性疼痛］；② 18 个压痛点中至少有 11 个部位疼痛。同时满足以上两个条件者，可诊断为纤维肌痛综合征。继发于各种风湿病，如骨关节炎、类风湿关节炎、强直性脊柱炎、系统性红斑狼疮、白塞综合征等，以及非风湿性疾病，如甲状腺功能低下、恶性肿瘤等，则诊断为继发性纤维肌痛综合征。

这版标准中提到全身性疼痛和压痛点的概念，全身性疼痛即分布于躯体两侧、上下部及中轴，包括颈项、前胸、后背或腰部等部位的广泛性疼痛。压痛点的检查和注意事项请参照"第一节"相关内容。

由于 1990 年版标准中压痛点检测的不便,为了降低本病诊断的难度,同时提高对疼痛以外的核心症状的重视,美国风湿病学会于 2010 年发布了新版纤维肌痛综合征诊断标准,以"弥漫疼痛指数"和"症状严重性量表"来界定患者疼痛的普遍性和非特异症状的多寡以及严重程度,而取消了压痛点的检测。

2010 年纤维肌痛综合征的诊断标准,同时符合下列三个条件:①弥漫疼痛指数 ≥ 7 和症状严重性量表评分 ≥ 5 或弥漫疼痛指数 3 ~ 6 和症状严重性量表评分 ≥ 9;②症状出现并维持相当的水平至少 3 个月;③患者没有其他可以解释疼痛的疾病。

在这一版标准中,弥漫疼痛指数将全身划分为 19 个部位,计算过去一周内出现疼痛部位的总个数,总分为 0 至 19 分,这些部位包括左右颌部、左右肩胛带区、左右上臂、左右前臂、左右髋部(臀区、大转子)、左右大腿、左右小腿以及颈部、背部、腰部、胸部和腹部。症状严重性量表总分 0 ~ 12 分,评价疲劳、睡醒后仍觉困乏、认知症状这三大核心症状在过去一周内的严重程度;同时还对本病其他躯体症状出现的数量进行计分,这些症状包括肌肉疼痛、肠激惹综合征、乏力/疲劳、思维或记忆问题、肌无力、头痛、腹痛/痉挛、麻木、头晕、失眠、抑郁、便秘、上腹痛、恶心、紧张、胸痛、视物不清、发热、腹泻、口干、瘙痒、喘鸣、Raynaud's 现象、风团、耳鸣、呕吐、烧心、口腔溃疡、味觉改变、抽搐、眼干、憋气、食欲丧失、皮疹、光过敏、听力障碍、易出现瘀斑、脱发、排尿次数增多、排尿疼痛及膀胱痉挛,共 41 种。这一版标准中的 41 种非特异临床症状数目繁多,给临床应用带来了困难。

2011 年,美国风湿病学会发布纤维肌痛综合征患者自评量表,即将 2010 年版中弥漫疼痛指数和症状严重性量表的标准转为患者自评,并将 2010 年版中的 41 项非特异症状简化为头痛、下腹部疼痛或绞痛、心情压抑和/或忧郁三项,以帮助医生进行判断。患者通过单页自评问卷对全身骨骼肌肉疼痛部位及疲乏、睡眠障碍、认知障碍、相关躯体症状进行诊前自评。2010/2011 年版标准仍需除外其他引起疼痛的疾病，这就有可能造成漏诊，如一些风湿性疾病患者同时合并纤维肌痛综合征的情况，对累及多部位的肌筋膜疼痛综合征，还易造成误诊。

为了更好地区分纤维肌痛综合征与局部疼痛综合征，2016 年，美国风湿病学会再次发布纤维肌痛综合征的修订诊断标准，将弥漫疼痛指数中的 19 个部位划分为 5 个区域，并要求 5 个区域内至少 4 个区域出现疼痛，并将诊断标准的第一条中"弥漫疼痛指数 3 ～ 6"调整为"弥漫疼痛指数 4 ～ 6"；同时指出纤维肌痛综合征的诊断与其他疾病的诊断无关，并不排斥其他临床重要疾病的存在。2016 年版修订标准结合了 1990 年分类标准、2010/2011 年诊断标准的优点，以疼痛涉及的"区域"替代疼痛"部位"，简化躯体症状类型，明确评价方式，并且不再排除其他临床重要疾病的存在。

第三节　鉴别诊断

许多疾病都以慢性肌肉疼痛为主要特征，但特点不尽相同，应注意鉴别。应始终抓住纤维肌痛综合征的最核心症状——"弥漫性疼痛"，以便与其他以慢性肌肉疼痛为主要临床症状的疾病相鉴别。

1. 肌筋膜疼痛综合征

肌筋膜疼痛综合征系由肌筋膜痛性激发点受刺激所引起的局限性肌肉疼痛，常伴有远距离牵涉痛，肌肉激发点周围常可触及痛性拉紧的带状或条索状包块，可伴有受累肌肉的运动和牵张范围受限、肌力减弱等。肌筋膜疼痛综合征的疼痛表现非常常见，单为局限性疼痛，不伴有睡眠障碍、疲劳、认知功能损害及慢性头痛、肠易激惹综合征、情绪障碍，糖皮质激素局部治疗效果好。

2. 慢性疲劳综合征

慢性疲劳综合征与纤维肌痛综合征有多项重叠症状常同时存在，该病以持续或反复发作的慢性疲劳为主要特征，常出现躯体疼痛和认知功能损害，也可见慢性头痛、情绪障碍等症状，与纤维肌痛综合征的表现极为相似，但前者常突发起病，伴有上呼吸道感染或流感样症状，可出现反复低热、咽喉痛、颈或腋下淋巴结压痛，实验室检查常有抗 EB 病毒包膜抗原抗体阳性。

3. 风湿性多肌痛

风湿性多肌痛为急性或亚急性起病，主要表现为四肢肢带肌的对称性疼痛，常出现上肢抬举不能和下肢蹲起困难的肢体活动受限症状，不伴肌无力或萎缩，也可出现关节滑膜炎，可合并巨细胞动脉炎，血沉及 CRP 明显升高为其特征，口服小剂量糖皮质激素效果明显。

4. 多发性肌炎

多发性肌炎常为急性或亚急性起病，主要表现为四肢近端肌肉的疼痛和疲劳，病程长、治疗不及时者常导致肌肉萎缩，也可出现关节滑膜炎，易合并间质性肺炎，合并皮疹者发生恶性肿瘤的概率升高，常伴有特异自身抗体阳性，炎症指标血沉及 CRP 明显升高，需大剂量糖皮质激素治疗。

5. 强直性脊柱炎

由于上背部和腰背部疼痛是纤维肌痛综合征最常见的疼痛部位，所以还应与强直性脊柱炎相鉴别，尤其是 45 周岁以下的男性患者。强直性脊柱炎是以骶髂关节和肌腱附着点炎症为主要病理改变的疾病，与 HLA-B27 呈强关联，晚期导致脊柱强直，也常累及下肢大关节，出现髋、膝、踝等承重关节的滑膜炎。骶髂关节和脊柱关节的放射学检查是两者相鉴别常用的工具。

6. 其他疾病

当纤维肌痛综合征患者以慢性疼痛以外的症状，如疲乏、关节胀痛为主要临床表现时，还应与甲状腺功能减低、骨关节炎等疾病做鉴别，通过特征性的体征和特异的实验室指标、放射学检查不难鉴别。

参考文献

[1] Wolfe F，Ross K，Anderson J，et al.The prevalence and characteristics of fibromyalgia in the general population[J].Arthritis Rheum，

1995, 38（1）: 19-28.

[2] Häuser W, Ablin J, Fitzcharles MA, et al.Fibromyalgia [C].Nat Rev Dis Primers, 2015（1）: 15022.

[3] Clark P, Burgos Vargas R, Medinapalma C, et al.Prevalence of fibromyalgia in children: a clinical study of Mexican children[J]. J Rheumatol, 1998, 25（10）: 2009-2014.

[4] Mikkelsson M.One year outcome of preadolescents with fhbromyalgia[J].J Rheumatol, 1999, 26（3）: 674-682.

[5] Buskila D, Neumann L, Hershman E, et al.Fibromyalgia syndrome in children-an outcome study[J].J Rheumatol, 1995, 22（3）: 525-528.

[6]Wolfe F, Smythe H A, Yunus M B, et al. The American College of Rheumatology 1990 Criteria for the Classification of Fibromyalgia. Report of the Multicenter Criteria Committee[J]. Arthritis Rheum, 1990, 33（2）: 160-172.

[7]Wolfe F, Clauw D J, Fitzcharles M A, et al. The American College of Rheumatology preliminary diagnostic criteria for fibromyalgia and measurement of symptom severity[J]. Arthritis Care Res（Hoboken）, 2010, 62（5）: 600-610.

[8]Wolfe F, Clauw DJ, Fitzcharles MA, et al. Fibromyalgia criteria and severity scales for clinical and epidemiological studies: a modification of the ACR preliminary diagnostic criteria for fibromyalgia[J].J Rheumatol, 2011, 38（6）: 1113-1122.

[9]Wolfe F, Clauw D J, Fitzcharles M A, et al.2016 Revisions to the 2010/2011 Fibromyalgia Diagnostic Criteria [J].Seminars in Arthritis & Rheumatism, 2016, 46（3）: 319.

第四章

纤维肌痛综合征的中医治疗

第一节　辨证论治

纤维肌痛综合征属中医学"筋痹"范畴，中医辨证诊治可参照2018年国家中医药管理局发布的《纤维肌痛症中医诊疗方案》，具体辨证可以概括为以下4型：肝郁气滞证、寒湿痹阻证、痰热内扰证、肝肾不足证。

1.肝郁气滞证

【证候】肌肉疼痛，焦虑易怒，胸胁胀闷，寐差多梦，每因抑郁恼怒，或情绪紧张之时加重，或纳呆嗳气或腹痛腹泻，疲乏无力，便溏，或疼痛夜甚，胸胁刺痛，月经不调，或痛经，经色紫暗有块；舌质暗淡，舌苔白或腻，脉弦细。

【辨证要点】焦虑易怒，胸胁胀闷，每因抑郁恼怒，或情绪紧张之时加重；舌质暗淡，舌苔白或腻，脉弦细。

【治法】养血柔肝，疏肝理气。

【方药】逍遥散或柴胡桂枝汤加减。

逍遥散：柴胡6g，陈皮6g，川芎4.5g，香附4.5g，枳壳4.5g，芍药4.5g，炙甘草1.5g。

柴胡桂枝汤：桂枝4.5g，黄芩4.5g，人参4.5g，炙甘草3g，半夏7.5g，芍药4.5g，大枣6枚，生姜4.5g，柴胡12g。

【加减】兼气滞血瘀，则酌情增加桃仁、红花、乳香、没药等活血之品；气郁化火，胁肋掣痛，口干口苦，烦躁易怒者，加山栀子、牡丹皮、黄芩、夏枯草；肝血不足者，加当归、白芍、枸杞子；肝郁化火伤津，胁肋隐痛不休者，加北沙参、菊花。

【中成药】柴胡舒肝丸、加味逍遥丸。

2.寒湿痹阻证

【证候】肌肉酸胀、疼痛、僵硬，四肢萎弱无力，每遇阴雨天则疼痛加重，无汗，或面浮肢肿，大便稀溏，小便不利；舌淡苔白腻，或舌有齿痕，脉沉细或濡缓。

【辨证要点】肌肉酸胀、疼痛、僵硬，遇阴雨天加重；舌淡苔白腻，或舌有齿痕，脉沉细或濡缓。

【治法】散寒除湿，解肌通络。

【方药】蠲痹汤。

羌活 12g，独活 12g，桂心 15g，秦艽 12g，当归 12g，川芎 15g，炙甘草 9g，海风藤 6g，桑枝 12g，乳香 9g，木香 12g。

【加减】寒邪偏盛，疼痛固定，拘急冷痛者，加麻黄、附子、细辛、川乌；湿邪偏盛，关节肿胀重着者，加防己、草薢；夹有风邪偏胜，痛无定处，加防风、荆芥。

【中成药】寒湿痹片、小活络丸、盘龙七片、狗皮膏（改进型）、消痛贴膏、通络骨质宁膏、雪山金罗汉、祖师麻膏。

3. 痰热内扰证

【证候】肌肉疼痛、沉重，头重身困，胸脘痞闷，惊悸不安，口苦心烦，头痛失眠，食欲减退，渴喜冷饮，性情急躁，反复梦魇，腹胀或者便溏；舌质红，苔黄腻，脉弦滑或弦滑数。

【辨证要点】肌肉疼痛、沉重，胸脘痞闷，惊悸不安；舌质红，苔黄腻，脉弦滑或弦滑数。

【治法】清热化痰，宁心安神。

【方药】龙牡温胆汤。

半夏、竹茹、枳实各 6g，橘皮 9g，茯苓 4.5g，生龙骨、生牡蛎各 20g，炙甘草 3g，大枣 1 枚。

【加减】气滞血瘀，则酌情增加桃仁、红花、乳香、没药等活血之品；气郁化火，胁肋掣痛，口干口苦，烦躁易怒者，加山栀子、牡丹皮、黄芩、夏枯草；肝血不足者，加当归、白芍、枸杞子；肝郁化火伤津，胁肋隐痛不休者，加北沙参、菊花。

【中成药】安神温胆丸、龙胆泻肝丸。

4. 肝肾不足证

【证候】临床上分为偏阴虚和偏阳虚两种证型：

偏阴虚：肌肉烦痛，拘急不利，眩晕耳鸣，腰膝酸软而痛，或见两胁隐痛，五心烦热，虚烦不寐，女子可见经少或经闭；舌红少苔，脉细数。

偏阳虚：筋脉拘挛冷痛，畏寒肢冷，腰膝以下尤甚，面色㿠白或黧黑，惊恐忧郁，失眠多梦，夜尿频多；舌淡苔白，脉沉弦无力。

【辨证要点】偏阴虚：肌肉烦痛，眩晕耳鸣，腰膝酸软而痛；舌红少苔，脉细数。偏阳虚：筋脉拘挛冷痛，畏寒肢冷，面色㿠白或黧黑；舌淡苔白，脉沉弦无力。

【治法】偏阴虚：滋补肝肾，强壮筋骨。偏阳虚：补肾益肝，温阳通络。

【方药】偏于肝肾阴虚者，治以左归丸。

熟地黄 24g，龟甲 12g，鹿角胶 12g，枸杞子 12g，牛膝 9g，山药 12g，山茱萸 12g，菟丝子 12g。

偏于肝肾阳虚者，治以右归丸。

熟地黄 24g，山药 12g，山茱萸 9g，枸杞子 12g，杜仲 12g，菟丝子 12g，鹿角胶 12g，当归 9g，制附子 6g，肉桂 6g。

【加减】气虚明显，神疲倦怠，气短自汗，加黄芪、山药、白术；阴虚内热，烦热盗汗，加知母、黄柏、地骨皮、牡丹皮；津伤明显，口干咽燥，加太子参、沙参、麦冬、五味子。

【中成药】偏阴虚：六味地黄丸、左归丸、知柏地黄丸、宝光风湿液。偏阳虚：祛风止痛胶囊、七味通痹口服液、壮骨关节胶囊、骨龙胶囊。

第二节　症状治疗

1.肌肉关节疼痛

纤维肌痛综合征患者最为典型的症状即是肌肉疼痛，并常出现肢体关节的晨僵现象。据目前临床研究表明，口服中药和各种中医理疗方法均有一定效果。中药汤剂的代表方如蠲痹汤、血府逐瘀汤、身痛逐瘀汤等；针灸多选取脾俞、膈俞并肌肉疼痛处的阿是穴；也可通过推拿手法或拔罐来松解督脉、膀胱经走行及肌肉酸痛处。其他理疗方法如刮痧、擦药等，部位选取大致同前，临床亦证明有明确疗效。

2. 疲劳

约 80% 以上纤维肌痛综合征患者具有疲劳症状，甚至出现劳动能力下降。依照中医学"肝者罢极之本""脾主肌肉"等理论，此类症状多为肝血亏虚或肝脾不调之证，可选取逍遥散、柴胡桂枝汤、升阳益胃汤等方加减治疗。中药熏洗、传统导引术等全身疗法也可有效缓解患者疲乏无力症状，并能提高机体免疫力。

3. 睡眠障碍

多数纤维肌痛综合征患者常伴有睡眠障碍、易疲劳等症状，90% 以上患者存在睡眠障碍，典型表现是非恢复性睡眠，虽有足够的睡眠时间，但醒后仍十分疲惫、困倦、记忆力下降、躯体功能下降等。中医学认为，"不通则痛"，气为血帅，气行则血行，气滞则血凝；气虚推动无力，则血亦难行。故治疗本病的首要任务是活血祛瘀，调畅气血，继以祛风通络，疼痛减轻后，加以养心安神等药，以定神志，改善睡眠与精神疲惫等症状，阻断病情的循环往复，患者因疼痛导致的睡眠障碍也可缓解。

4. 心理问题

纤维肌痛综合征可严重影响患者生活质量，除全身广泛性肌肉骨骼系统疼痛、僵硬及明显躯体不适外，常伴抑郁、焦虑等情志症状，多数患者会有不同程度的情感障碍，表现为焦虑、抑郁等。治疗当从肝论治，采用疏肝解郁法（参照本章第一节辨证论治中"肝郁气滞证"的治疗）。同时可根据病证特点配合针灸治疗，对于纤维肌痛综合征患者常见的焦虑抑郁状态、情志不畅等症状，可加强治疗手段，选取魄户、神堂、魂门、意舍、志室、心俞、肝俞、脾俞、膈俞、血海等穴及阿是穴，以达解痉止痛宁心、镇静安神之效。

5. 胃肠道表现

约 30% 的患者会出现肠激惹综合征，表现为腹痛、腹胀、腹泻、黏液便或便秘。其病机与情志失调、饮食不节、脾胃虚弱、脾肾阳虚有关。痛泻要方是以健脾疏肝理论建立的治疗腹痛、腹泻的中医名方。许惠娟等发现，此方可通过上调结肠组织水通道蛋白3（aquaporin3，AQP3）治疗腹泻型肠易激综合征，并且拆方分析发现，起作用的主要药物为白术和白芍。谢文堂等研究发现，参苓白术散联合艾灸治疗腹泻型肠易激综合征较盐酸洛哌丁胺胶囊有效，可明显改善患者腹痛、腹泻、腹胀、食欲不振等症状，且治疗后 5- 羟色胺（5–HT）、血管活性肠肽（VIP）、P 物质（SP）明显下降。

第三节　外治（其他治疗）

1. 气功治疗

欧洲抗风湿联盟《纤维肌痛综合征治疗管理指南（2017 年修订版）》强烈推荐锻炼（有氧运动和力量训练）作为治疗的首选。我国传统的健身气功太极拳、八段锦或五禽戏可以通过调身、调息、调心等方法调整人体的精、气、神三者和谐，达到促进气血运行、阴阳调和的功效。对于以关节肌肉及精神情志症状为主要表现的纤维肌痛综合征患者，国内外研究表明，习练太极拳、八段锦或五禽戏可以减轻纤维肌痛综合征患者的周身疼痛、乏力症状，改善躯体功能、睡眠质量和心理状态，且安全性可靠。

2. 针灸

针灸疗法具有操作简便、适应证广、疗效明显、经济安全等优点。根据病证特点，通过相应手法针刺刺激特定的穴位，或是用艾条、艾炷点燃后熏灼穴位，调节经络气血运行，调整经络脏腑气血的功能，从而使经络通畅，气血运行正常。对于纤维肌痛综合征患者常见的肌肉酸痛、失眠多梦、情志不畅等症状，可选取魄户、神堂、魂门、意舍、志室、心俞、肝俞、脾俞、膈俞、血海等穴及阿是穴，以解痉止痛，舒经活络，镇静安神。此外，还可采用银质针骨骼肌附着点松解术、火针、揿针、俞募穴配合、丹田针刺法等治疗本病，均可取得满意效果。

3. 推拿

推拿疗法具有简单、便捷、有效、价廉的特色。推拿疗法通过不同手法松解肌肉，或刺激不同穴位，疏通经络气血，对于患者周身肌肉酸痛症状具有良好疗效，同时对于舒缓情绪、改善睡眠质量亦有帮助。可采用擦法、掌揉法、弹拨法、一指禅推法等，对督脉、膀胱经并着重于痛点、条索状结节、竖脊肌肌张力高处进行推拿。

4. 拔罐

拔罐疗法通过机械负压刺激、温热作用，使机体局部组织充血、水肿，以调节血液循环，加强新陈代谢，改善组织的营养供给，提高免疫力，调节肌肉功能，达到疏通经络、缓解疼痛、改善睡眠等作用。纤维肌痛综合征病位好发于背部，易耗损阳气，故治疗时常用的穴位有肩井、大杼、阳陵泉、阳辅等，也可沿督脉、膀胱经的背部循行走罐。

5. 中药熏洗

中药熏洗疗法具有内病外治、由表透里、舒筋通络、发汗而不伤营卫的特点。这种疗法通过皮肤直接吸收，直接作用于局部，药物吸收不受消化道内环境影响，避免口服中药的不适感觉。熏蒸疗法中蒸汽的温热作用使皮肤微小血管扩张，血流加快，从而改善局部血液循环，促进新陈代谢，并可减少炎性产物及代谢产物的堆积；同时热刺激对痛觉的干扰作用，降低神经末梢的兴奋性，提高痛阈，消除皮肤紧张，缓解肌肉、肌腱和韧带痉挛及僵直状态，产生镇痛效果。温热刺激还能增强免疫功能，增强机体抵抗力，从而达到抗炎消肿、解痉镇痛的目的。熏蒸方以祛风除湿、舒筋通络、活血止痛治其标，以补肝肾、强筋骨治其本，可达到骨强筋健、骨正筋柔、宣痹止痛效果。

6. 刮痧

刮痧是一种外治物理方法，通过刺激皮肤，可调节肌肉的收缩和舒张，使组织间的压力得以调节，以促进刮拭组织周围的血液循环，增加组织流量，从而起到疏通经络、活血化瘀、祛瘀生新的作用，并且避免了针刺带给患者的精神紧张与恐惧，对患者无创伤、无痛苦、无副反应，患者易接受，操作易掌握，易于推广应用于临床。

7. 药酒外搽

药酒外搽患处，轻轻按摩，能够增加药物的渗透性，借助药力，通过皮肤黏膜作用于肌体，使腠理疏通，脉络调和，气血流畅，从而改善肌肉营养状况，恢复或防止肌萎缩，解除神经根粘连、肌肉痉挛，缓解疼痛病变，达到祛风除湿、消炎镇痛、活血化瘀、疏经通络、补肾养血、散寒止痛之效。方用洋金花、川续断、淫羊藿、黄芪、桂枝、赤芍、当归、红花、羌活、独活、威灵仙、川草乌、金银花藤、防风、地龙、全蝎、穿山甲、白花蛇、制乳香、制没药等。

参考文献

[1] 周海核，王寅，郭凤阳，等 . 温阳定痛蠲痹汤加减治疗原发性纤维肌痛综合征 102 例 [J]. 河北中医药学报，2011，26（4）：20-21.

[2] 李国庆 . 血府逐瘀汤加减治疗纤维肌痛综合征 21 例 [J]. 中国医学创新，2011，8（9）：141-142.

[3] 王晓东，于慧敏 . 张凤山教授治疗纤维肌痛综合征经验 [J]. 中医药信息，2012，29（3）：51-53.

[4] 王栩，杜元灏，熊俊 . 针灸治疗纤维肌痛综合征的临床证据 [J]. 针刺研究，2011，36（3）：230-235.

[5] 王军，高明震，高利权，等 . 通督推拿法治疗纤维肌痛综合征 31 例临床观察 [J]. 中国中医药科技，2010，17（1）：72-73.

[6] 田君明，周红海，罗捷 . 逍遥散加减治疗纤维肌痛综合征临床体会 [J]. 广西中医药，2013，36（1）：41-42.

[7] 熊源胤，李建武，李勇 . 柴胡桂枝汤治疗原发性纤维肌痛综合征 32 例临床观察 [J]. 风湿病与关节炎，2012，1（2）：43-44+64.

[8] 张俊莲，赵晓华，陈婧 . 益气升阳法治疗纤维肌痛综合征探讨 [J]. 新中医，2012，44（10）：150-151.

[9] 夏美华，曹华 . 中药熏蒸配合小剂量阿米替林片治疗纤维肌痛综合

征 60 例 [J]. 柳州医学，2011，24（4）：242-244.

[10]刘建忠，刘艳芳，吴江亭，等.中药汽雾透皮疗法治疗原发性纤维肌痛综合征前瞻性临床初步研究 [J]. 中华临床医师杂志（电子版），2010，4（4）：434-437.

[11]赵亚云，焦娟，姜泉.养生气功八段锦在疾病康复中应用进展 [J].辽宁中医药大学学报，2016，18（12）：109-111.

[12]王栩，杜元灏，熊俊.针灸治疗纤维肌痛综合征的临床证据 [J]. 针刺研究，2011，36（3）：230-234.

[13]许惠娟，滕超，钱永清，等.痛泻要方对腹泻型肠易激综合征模型大鼠结肠组织血管活性肠肽及受体 1 表达影响 [J]. 中华中医药学刊，2012，30（2）：268-270.

[14]谢文堂，李茂清，周三林，等.参苓白术散与艾灸对肠易激综合征患者血清脑肠肽的影响 [J]. 中国中医药信息杂志，2015，22（3）：36-38.

[15]Wang C，Schmid CH，Rones R，et al.A randomized trial of tai chi for fibromyalgia[J].N Engl J Med，2010，363（8）：743-754.

[16] Langhorst J，Klose P，Dobos GJ，et al. Efficacy and safety of meditative movement therapies in fibromyalgia syndrome：a systematic review and meta-analysis of randomized controlled trials[J].Rheumatol Int，2013（33）：193-207.

[17] Jones KD，Sherman CA，Mist SD，et al. A randomized controlled trial of 8-form Tai chi improves symptoms and functional mobility in fibromyalgia patients[J].Clin Rheumatol，2012（31）：1205-1214.

[18] Wang C，Schmid CH，Fielding RA，et al. Effect of tai chi versus aerobic exercise for fibromyalgia：comparative effectiveness randomized controlled trial[J].BMJ，2018（360）：k851.

[19]Jiao J，Russell IJ，Wang W，et al.Ba-Duan-Jin alleviates pain and fibromyalgia-related symptoms in patients with fibromyalgia：results of a randomised controlled trial [J].Clinical and Experimental Rheumatology，

2019，37（6）：953-962.

[20]张冰月，夏晶，黄怡然，等.五禽戏干预纤维肌痛综合征的疗效分析[J].中国医药导刊，2019，21（4）：217-221.

[21] Deare JC，Zheng Z，Xue CC.Acupuncture for treating fibromyalgia[J].Cochrane Database Syst Rev，2013（5）：CD007070.

[22]史灵芝，郝吉顺.八针透刺法治疗纤维肌痛综合征40例[J].中国中医药信息杂志，2005，12（2）：64.

[23]迟俊.火针治疗纤维肌痛症104例[J].中国中医药现代远程教育，2014，12（3）：54-55.

[24]槐洪波，林建，朱彤，等.银质针骨骼肌附着点松解术治疗纤维肌痛综合征的疗效分析[J].中国康复医学杂志，2009，24（6）：562-563.

[25]梁艳，龚正寿，张勇，等.撤针治疗纤维肌痛综合征临床疗效分析[J].辽宁中医杂志，2017，44（9）：1901-1903.

[26]李芳杰，孙忠人.俞募配穴法治疗纤维肌痛综合征26例[J].中医药信息，2008，25（5）：75-76.

[27]王军，高明震，高利权，等.通督推拿法治疗纤维肌痛综合征31例临床观察[J].中国中医药科技，2010，17（1）：72-73.

[28] Li YH，Wang FY，Feng CQ，et al.Massage therapy for fibromyalgia: a systematic review and meta-analysis of randomized controlled trials[J].PLoS ONE，2014（9）：e89304.

[29]杨晓明，张洋，刘长信，等.宫廷理筋手法治疗纤维肌痛综合征临床观察[J].安徽中医药大学学报，2018，37（4）：52-54.

[30]蒋振亚，李常度，邱玲，等.针罐药结合治疗纤维肌痛综合征：多中心随机对照研究[J].中国针灸，2010（4）：265-269.

[31]陈志斌，何泽多，谭武.浮针结合走罐治疗纤维肌痛综合征80例[J].中医研究，2010，23（4）：72-74.

[32]夏美华，曹华.中药熏蒸配合小剂量阿米替林片治疗纤维肌痛综合征60例[J].柳州医学，2011，24（4）：242-244.

[33] 刘建忠，刘艳芳，吴江亭，等.中药汽雾透皮疗法治疗原发性纤维肌痛综合征前瞻性临床初步研究[J].中华临床医师杂志（电子版），2010，4（4）：434-437.

[34] 唐素敏，柳恩伦，王志文.刮痧治疗纤维肌痛综合征临床研究[J].四川中医，2008，26（7）：108-109.

[35] 郑春雷.洋金花酒内服外治纤维肌痛综合征132例[J].四川中医，2001，19（10）：24-25.

第五章

纤维肌痛综合征的
西医治疗

一、治疗方案及原则

目前，纤维肌痛综合征的治疗应以"提高患者生活质量"为主要目的，采取循序渐进的原则，在医生与患者共同决定的基础上制定。纤维肌痛综合征一经诊断，首先应对患者进行教育，向患者提供本病的具体介绍，包括疾病的定义、发病机制、临床表现、实验室检查结果、诊断标准和治疗方法，还应对患者的疼痛程度、躯体功能、心理状态和生活质量进行综合评估。应当明确，患者的宣教极为重要，有助于提高患者对治疗的依从性和战胜疾病的信心。国际最新的关于纤维肌痛综合征的治疗管理建议于2017年由欧洲抗风湿病联盟发布，新版欧洲抗风湿联盟《纤维肌痛综合征治疗管理推荐意见》是在对涉及纤维肌痛综合征治疗的药物及非药物疗法的系统评价，以及 Meta 分析进行评估的基础上制定，综合考虑了非药物或药物疗法高质量临床试验的数量、所涉及的患者总数、涵盖的症状种类、文献的质量、疗效的可信度、副作用以及治疗费用等因素，对目前用于治疗本病的每一种药物及非药物治疗进行了详细的评估并且形成了推荐意见，包含强推荐、弱推荐、强反对和弱反对。"强推荐"意味着应向所有或几乎所有的患者推荐该项治疗；"弱推荐"意味着应向大多数人推荐该项治疗；"强反对"意味着应向所有或几乎所有的患者反对该项治疗；"弱反对"意味着应向大多数人反对该项治疗。

如表 5-1 所示，新版欧洲抗风湿联盟《纤维肌痛综合征治疗管理推荐意见》建议采用锻炼作为本病的首选治疗方法，即对于首诊的纤维肌痛综合征患者都应向其推荐锻炼疗法；如果治疗部应答，应根据患者的具体情况采取以下治疗方法：对于伴有明显情绪障碍的患者应采用心理治疗，对于有严重疼痛或睡眠障碍的患者应采用药物治疗（如小剂量阿米替林、普瑞巴林、度洛西汀等），对于严重躯体功能障碍的患者应采取多元化康复治疗，疾病的诊疗流程见图 5-1。对于病情复杂、合并症较多的患者，治疗方案应由风湿科、心理科、康复科及疼痛科等多学科医生共同参与制定。

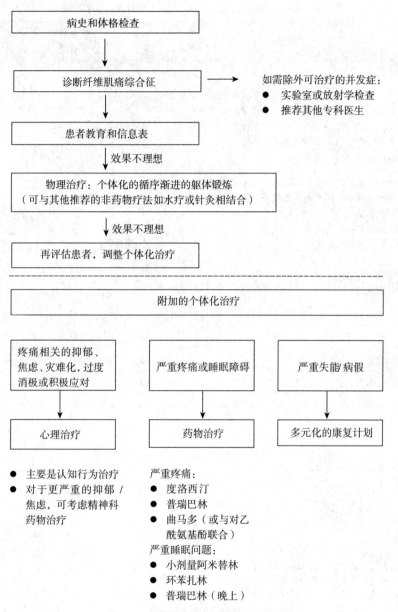

图 5-1 纤维肌痛综合征管理建议流程图

表 5–1　纤维肌痛综合征药物与非药物治疗的 10 条意见

建议	证据 等级	分级	推荐 强度	一致性 （%）*
首要原则				
最佳管理要求及时诊断。全面了解纤维肌痛综合征需要综合评估疼痛、功能、社会心理状况。其异常的疼痛进程和其他伴发的特征使得纤维肌痛综合征应当被视为一种复杂且具有多样性的疾病。总之，FM 的管理需要以渐进的方法进行	IV	D		100
FM 的管理旨在提高与健康相关的生活质量，平衡益处和治疗风险，治疗是根据疼痛强度、功能、相关特征（如抑郁）、疲劳、睡眠障碍和患者意愿以及合并症，结合非药物和药物治疗的多学科方法与患者共同制定的。最初的管理应集中在非药物治疗	IV	D		100
具体建议				
非药物治疗				
有氧和力量锻炼	Ⅰa	A	强	100
认知行为治疗	Ⅰa	A	弱	100
多元治疗	Ⅰa	A	弱	93
已确定的物理治疗：针灸或水疗	Ⅰa	A	弱	93
冥想运动治疗（气功、瑜伽、太极）和基于注意力的减压治疗	Ⅰa	A	弱	71-73
药物治疗				
阿米替林（小剂量）	Ⅰa	A	弱	100
度洛西汀或米那普仑	Ⅰa	A	弱	100
曲马多	Ⅰb	A	弱	100
普瑞巴林	Ⅰa	A	弱	94
环苯扎林	Ⅰa	A	弱	75

　　注：对各项治疗推荐的最后认同度（0 ~ 100%）反映了指南制定委员会成员对推荐意见的认同程度，即 7 分及 7 分以上的表决结果所占比例，认同度打分从"0 分至 10 分"，"0 分"代表完全不同意，"10 分"代表完全同意。例如，对于有氧和力量锻炼，百分之百的成员对其认同度评分都是≥7 分，所以认同度为 100% 一致。

二、非药物治疗

作为多学科联合治疗的首要前提，患者宣教日益受到重视。通过医患沟通、知识讲座、宣传手册、患者间交流讨论等多种形式引导患者正确认识纤维肌痛综合征，使其认识到紧张、压力是病情持续及加重的重要因素和配合治疗的积极意义。

具体到非药物治疗方法方面，考虑到在疼痛、体能和健康方面的效果以及其实用性、相对低花费、没有安全隐患方面的优势，锻炼被作为治疗的首选，并对针灸等4种非药物治疗及多元治疗进行了弱推荐，将5种非药物治疗定为弱反对，整脊疗法、意象引导和顺势疗法定为强反对。由于疗效证据不够充分，新版管理推荐未对电热和光疗、植物热疗法、音乐治疗、记日记或讲故事和静态磁疗法形成推荐意见。"针灸治疗、健身气功"在"第四章第三节外治（其他治疗）"已做介绍，此处不再赘述。

1. 锻炼

锻炼包括有氧运动和力量训练等。有氧运动（aerobic exercise）是指人体在氧气充分供应的情况下进行的体育锻炼。有氧运动除了主要由氧气参与供能外，它还要求全身主要肌群参与，运动连续持续较长时间并且是有韵律的运动。力量训练（strength training）是通过多次、多组有节奏的负重练习达到改善肌肉群力量、耐力和形状的运动方式。该治疗方法可减轻疼痛、疲劳症状，提高躯体功能，改善患者自我评估。应当注意，个体化的锻炼方案必须根据患者病情及全身状况，由风湿科和康复科医生共同制定。

2. 认知行为疗法

认知行为疗法（cognitive behavior therapy）产生于20世纪70年代，是一大类包括了认知治疗和行为治疗的心理治疗方法，是通过改变个人非适应性的思维或信念和行为模式，达到消除不良情绪和行为的短程心理治疗方法。目前认知行为疗法已经成为世界上流行最为广泛，被使用最多的心理治疗方法，用于焦虑障碍、抑郁障碍、强迫症、愤怒管理、冲动控制等类型的情绪和行为问题。认知行为疗法在缓解纤维肌痛综合征疼痛和改善失能方面有疗效，并且效果持续较长时间。

3. 水浴疗法 / 温泉疗法

水浴疗法（hydrotherapy）是利用各种不同成分、温度、压力的水，以不同的形式作用于人体以达到机械及化学刺激作用来防治疾病的方法。温泉疗法（spa therapy）是利用温泉水的化学和物理综合作用，达到治疗疾病和防治疾病的一种疗法。按水的成分划分，可分为海水浴、淡水浴、温泉浴、药物浴、矿泉浴、气水浴。可明显缓解疼痛、疲劳症状，提高生活质量。

4. 正念疗法 / 心身治疗

正念疗法（mindfulness therapy）是对以正念为核心的各种心理疗法的统称。"正念"最初来自佛教的八正道，是佛教的一种修行方式，它强调有意识、不带评判地觉察当下，是佛教禅修主要的方法之一。西方的心理学家和医学家将正念的概念和方法从佛教中提炼出来，剥离其宗教成分，发展出了多种以正念为基础的心理疗法。心身治疗（mind-body therapy）是指增强大脑对身体的积极影响的治疗。虽然所基于的临床研究结果受偏倚的影响较大，但仍显示正念疗法 / 心身治疗可以在治疗后立即改善疼痛症状。

5. 其他

以上非药物治疗方法常联合使用，被称为多元治疗（multicomponent therapy），可在治疗后立即减轻疼痛和疲劳，但效果短暂。此外，由于临床试验质量低下，如试验样本含量小、对照措施不当，甚至研究结果并不一致等，目前尚缺乏足够证据来评估疗效和安全性，因此，生物反馈（biofeedback）、辣椒素（capsaicin）、催眠疗法（hypnotherapy）、按摩（massage）、S- 腺苷基蛋氨酸（S-Adenosyl methionine，SAMe）这些非药物疗法被弱反对应用于纤维肌痛综合征治疗。鉴于安全性原因，整脊疗法被强反对应用于本病治疗，而意象引导疗法（guided imagery）和顺势疗法（homeotherapy），由于临床试验存在严重的缺陷，也被强反对应用于本病治疗。

三、药物治疗

药物治疗方面，新版管理推荐并没有对目前任何药物给出强推荐的建议，仅对 6 种药物进行了弱推荐，并将 3 类药物定为弱反对，2 类药物定为强反对，1 种药物被推荐仅用于研究。对于治疗风湿性疾病的经典药物糖皮质激素，常用于止痛的强阿片类和大麻酚类以及抗精神病药物，由于缺乏有效性证据及高风险的副作用和成瘾性，被强烈反对应用于治疗纤维肌痛综合征患者。

三环类抗抑郁药阿米替林（amitriptyline）、抗惊厥药普瑞巴林（pregabalin）、血清去甲肾上腺素再摄取抑制剂度洛西汀（duloxetine）和米那普伦（milnacipran）、弱阿片类药物盐酸曲马多（tramadol）和骨骼肌松弛药环苯扎林（cyclobenzaprine）被弱推荐应用于纤维肌痛综合征的治疗。

1. 三环类抗抑郁药阿米替林

阿米替林是一种三环类抗抑郁药，能够升高大脑内神经细胞突触间隙间的单胺类神经递质，如五羟色胺、去甲肾上腺素等的浓度，从而起到抗抑郁作用。但是它的副作用比较大，可以引起镇静、口干、便秘、心脏毒性、体位性低血压、昏迷、癫痫发作等。Meta 分析结果显示，低剂量服用可以改善疼痛、提高睡眠质量，并在改善疲乏方面有轻度疗效。初始剂量为睡前 12.5mg，可逐步增加至每晚 25mg。Nishishinya 等学者发表的高质量文献显示，每天服用 25mg 阿米替林，连续服用 6 ～ 8 周可以改善疼痛、睡眠质量和疲乏等症状，但是服用至 12 周时疗效消失；然而每天服用 50mg 阿米替林却没有任何疗效。

2. 抗惊厥药普瑞巴林

普瑞巴林是于 2007 年首个被美国食品药品监督管理局（FDA）批准用于纤维肌痛综合征治疗的药物。具有改善疼痛的效果，并在改善疲乏、睡眠质量方面有轻微疗效，在改善躯体功能方面没有疗效。不良反应呈轻、中度，与剂量相关，包括头晕、嗜睡、体质量增加、水肿等。起始剂量每日 75 ～ 150mg，分 2 次口服，1 周内如无不良反应，剂量增加至每日

150～300mg，最大剂量可用至每日 450～600mg。

3.血清去甲肾上腺素再摄取抑制剂——度洛西汀和米那普伦

度洛西汀和米那普伦分别于 2008 年和 2009 年被美国食品药品监督管理局（FDA）批准用于纤维肌痛综合征的治疗。度洛西汀在减轻疼痛方面有效，并有轻度改善睡眠和改善躯体功能的疗效，但在改善疲乏方面无效；米那普伦可以减轻疼痛，并对疲乏、躯体功能有轻度疗效，对改善睡眠质量无效。度洛西汀每日 60～120mg，分 2 次口服；米那普伦每日 25～100mg，分 2 次口服。不良反应包括头痛、紧张、失眠、恶心、食欲降低、口干、腹泻或便秘、性功能障碍、排尿困难及烦躁不安、心率增快等。

4.弱阿片类药物曲马多

对于纤维肌痛综合征患者，曲马多仅可以改善疼痛程度。治疗剂量为150～300mg/d，分 3 次口服，需注意药物耐受或依赖，或与对乙酰氨基酚联合应用以止痛。常见不良反应包括恶心、呕吐、出汗、口干、眩晕、嗜睡、便秘等症状。

5.骨骼肌松弛药环苯扎林

环苯扎林有改善睡眠的轻微疗效，但无改善疼痛的作用。治疗剂量为10mg 睡前口服，或每次 10mg，每日 2～3 次。嗜睡、口干、头晕、心动过速、恶心、消化不良、乏力等不良反应常见，发生率超过 85%。

6.暂不被推荐应用的药物

很多药物被尝试应用于治疗纤维肌痛综合征，但由于目前临床证据不足，尚不足以说明有效性，或是存在较大的安全问题，不被推荐使用。

被弱反对的药物：①单胺氧化酶抑制剂（monoamine oxidase inhibitors，MAOIs）：虽然临床报道显示在改善疼痛上有中等疗效，但和含有酪胺的食物及多种治疗纤维肌痛综合征的常用药物（包括阿米替林、度洛西汀、米那普伦和曲马多）一同服用时，MAOIs 公认地可以导致致死性高血压危象、5- 羟色胺综合征和精神错乱。②选择性血清素再摄取阻断剂（selective serotonin reuptake inhibitors，SSRI）：对于疼痛、睡眠有中等程度的效果，但是对于疲乏无效。③非甾体抗炎药（nonsteroidal antiinflammatory drugs，NSAIDs）：并未显示出治疗作用。

被强反对的药物：①生长激素（growth hormone）：有缓解疼痛作用，在改善躯体功能方面没有见到满意疗效，而且存在发生睡眠障碍和腕管综合征的安全问题。②羟丁酸钠（sodium oxybate）：对于疼痛程度、睡眠问题和疲乏症状仅有轻微疗效。

被推荐仅用于研究的药物：加巴喷丁（gabapentin），由于样本量小等问题，抗惊厥药加巴喷丁被推荐仅用于研究。

参考文献

[1] Macfarlane GJ，Kronisch C，Dean LE，et al.EULAR revised recommendations for the management of fibromyalgia[J].Ann Rheum Dis，2017，76（2）：318-328.

[2] 焦娟，贾园，吴庆军，等 . 欧洲抗风湿病联盟纤维肌痛症治疗管理指南（2017 年修订版）[N]. 医学参考报风湿免疫频道，2017-12-16.

[3] 焦娟，贾园，吴庆军，等 . 解读 2017 年欧洲抗风湿病联盟纤维肌痛治疗管理建议 [J]. 中华风湿病学杂志，2018，22（1）：67-70.

[4] Nishishinya B，Urrútia G，Walitt B，et al.Amitriptyline in the treatment of fibromyalgia：a systematic review of its efficacy[J]. Rheumatology（Oxford），2008，47：1741-1746.

第六章

纤维肌痛综合征的常用中药与方剂

常用的中药有祛风湿药、舒肝和胃药、理气药、活血化瘀药、活血止痛药、补阴药、补血药等。常用方剂有柴胡疏肝散、蠲痹汤、温胆汤、逍遥散、血府逐瘀汤、身痛逐瘀汤、柴胡桂枝汤、越鞠汤等，以理气活血、散寒通络、理筋止痛为主。

第一节　常用中药

1. 当归

【性味归经】甘、辛，温。归肝、心、脾经。

【功能主治】补血调经，活血止痛。当归辛性温通，为活血行瘀之要药。本品补血活血、散寒止痛，配桂枝、芍药、生姜等治疗风寒湿痹；活血止痛与乳香、没药、桃仁、红花等同用；活血止痛消肿与金银花、赤芍、天花粉等解毒消痈药同用；风寒湿痹肢体麻木，宜活血散寒止痛，与羌活、防风、黄芪等同用。当归甘温质润，长于补血，为补血之圣药，也可用于治疗血瘀、血虚诸证。对于证属气血亏虚的纤维肌痛综合征患者，可用当归养血活血荣筋，常配黄芪、人参补气生血，如当归补血汤、人参养荣汤；或配熟地黄、白芍、川芎如四物汤养血活血。

【用法用量】煎服，10～60g。或入丸、散；或浸酒；或敷膏。注意：湿盛中满、大便泄泻者忌服。

【古籍摘要】

《注解伤寒论》："脉者血之府，诸血皆属心，凡通脉者必先补心益血，故张仲景治手足厥寒，脉细欲绝者，用当归之苦温以助心血。"

《医学启源》："当归，气温味甘，能和血补血，尾破血，身和血。"

《汤液本草》："当归，入手少阴，以其心主血也；入足太阴，以其脾裹血也；入足厥阴，以其肝藏血也。头能破血，身能养血，尾能行血，用者不分，不如不使。若全用，在参、芪皆能补血，在牵牛、大黄皆能破血，佐使定分，用者当知。从桂、附、茱萸则热，从大黄、芒硝则寒。惟酒蒸当归又治头痛，以其诸头痛皆属木，故以血药主之。"

《本草纲目》："治头痛，心腹诸痛，润肠胃筋骨皮肤，治痈疽，排脓止痛，和血补血。"

《本草汇言》："诸病夜甚者，血病也，宜用之。诸病虚冷者，阳无所附也，宜用之。"

《本草正》："当归，其味甘而重，故专能补血；其气轻而辛，故又能行血。补中有动，行中有补，诚血中之气药，亦血中之圣药也。大约佐之以补则补，故能养营养血，补气生精，安五脏，强形体，益神志，凡有形虚损之病，无所不宜；佐之以攻则通，故能祛痛通便，利筋骨，治拘挛瘫痪燥涩等证。"

《本草经疏》："肠胃薄弱，泄泻溏薄，及一切脾胃病，恶食不思食，及食不消，并禁用之，即在产后胎前，亦不得入。"

【现代研究】

抗炎镇痛作用：动物实验研究提示，当归通过降低毛细血管通透性及抑制 PGE2 的合成或释放发挥抗炎作用。当归对多种致炎剂引起的急性毛细血管通透性增高、组织水肿及慢性损伤均有显著抑制作用，且能抑制炎症后期肉芽组织增生。当归水提取物对腹腔注射醋酸引起的扭体反应表现出镇痛作用。

抗菌作用：当归对体外痢疾杆菌、伤寒杆菌、副伤寒杆菌、大肠杆菌、白喉杆菌、霍乱弧菌及 a、B 溶血性链球菌等均有抗菌作用。临床可用于化脓性上颌窦炎、急性肾炎、骼静脉炎、硬皮病及牛皮癣等病症。当归热水提取物对慢性风湿性病实验动物模型在其佐剂关节炎急性发作时有明显的抑制作用。

补血作用：当归多糖可通过直接和（或）间接途径激活造血微环境中的巨噬细胞、淋巴细胞等，也可刺激肌组织，促进其产生造血调控因子，进而促进功能造血干细胞、粒细胞 – 巨噬细胞集落形成单位（CFU–GM）的增殖分化，刺激骨髓粒单系造血。

抑制血小板聚集作用：当归提取物中阿魏酸、乙酸乙酯、腺苷、藁本内酯可抑制胶原诱发和血小板聚集活性。

2. 白芍

【性味归经】苦、酸，微寒。归肝、脾经。

【功能主治】养血敛阴，柔肝止痛，平抑肝阳。部分纤维肌痛综合征患者的病机以肝肾亏虚、气血不足为主，需用补肝肾、益气养血之药。本品味酸，收敛肝阴以养血，常与熟地黄、当归等同用，如四物汤治疗肝血亏虚、面色苍白、眩晕心悸。

鉴别用药：白芍与赤芍。《神农本草经》不分，通称芍药，唐末宋初始将二者区分。二者虽同出一物而性微寒，前人谓"白补而赤泻，白收而赤散"。在功效方面，白芍长于养血调经，敛阴止汗，平抑肝阳；赤芍长于清热凉血，活血散瘀，清泻肝火。在应用方面，白芍主治血虚阴亏，肝阳偏亢；赤芍主治血热、血瘀、肝火所致诸证。又白芍、赤芍皆能止痛，均可用治疼痛的病证。但白芍长于养血柔肝，缓急止痛，主治肝阴不足、血虚肝旺、肝气不舒所致的胁肋疼痛、脘腹四肢拘挛作痛；而赤芍则长于活血化瘀止痛，主治血滞诸痛证，因能清热凉血，故血热瘀滞者尤为适宜。

【用法用量】煎服，12～30g。或入丸、散。注意：阳虚虚汗之证不宜用。反藜芦。虚寒腹痛泄泻者慎服。

【古籍摘要】

《神农本草经》："治邪气腹痛，除血痹，破坚积，治寒热疝瘕，止痛，利小便，益气。"

《名医别录》："通顺血脉，缓中，散恶血，逐贼血，去水气，利膀胱、大小肠，消痈肿，时行寒热，中恶，腹痛，腰痛。"

《得配本草》："脾气虚寒，下痢纯血，产后，三者禁用。"

【现代研究】

调节免疫作用：白芍水煎剂给小鼠喂饲，腹腔巨噬细胞百分率和吞噬指数均较对照组有明显提高。白芍能促进小鼠腹腔巨噬细胞的吞噬功能。白芍水煎剂可拮抗环磷酰胺对小鼠外周T淋巴细胞的抑制作用，使之恢复正常水平，表明白芍可使处于低下状态的细胞免疫功能恢复正常。白芍总苷通过细胞、体液多途径抑制自身免疫反应，具有抗炎、止痛、保肝的作用。

抗炎镇痛作用：白芍提取物对大鼠蛋清性急性关节炎症水肿有明显抑制作用，对棉球肉芽肿有抑制增生作用。白芍对醋酸引起的扭体反应有明显的镇痛效果，与甘草的甲醇复合物合用，二者对醋酸扭体反应有协同镇痛作用。白芍总苷具有较好的抗炎镇痛作用。

动物实验研究显示，制川乌总碱与白芍总苷或白芍多糖配伍治疗风寒湿证类风湿关节炎的作用机制可能是增加中枢内源性阿片肽的含量，抑制P物质合成和释放入血浆，调节血清细胞因子的紊乱，抑制血清免疫球蛋白的合成和分泌，减轻滑膜细胞异常亢进的分泌功能。

动物实验研究显示，白芍总苷可显著抑制兔佐剂性关节滑膜细胞的增殖。白芍总苷对大鼠胶原性关节炎有明显抑制作用，能明显改善 CIA 大鼠症状。

3. 木瓜

【性味归经】酸，温。归肝、脾经。

【功能主治】平肝舒筋，和胃化湿。用于湿痹拘挛，腰膝关节酸重疼痛，吐泻转筋，脚气水肿。治风湿痹痛时一般用于腰膝酸痛者居多，可用于治疗纤维肌痛综合征痰湿痹阻型患者。木瓜还是治吐泻转筋之要药，用于暑湿霍乱、吐泻转筋之证，可配伍薏苡仁、蚕砂、黄连、吴茱萸等药同用。此外，本品又为治脚气肿痛要药，可配伍吴茱萸、紫苏、槟榔同用。尚有消食作用，可用于消化不良症。

【用法用量】内服：煎汤，1.5～3钱；或入丸、散。外用：煎水熏洗。

【古籍摘要】

《名医别录》："主湿痹邪气，霍乱大吐下，转筋不止。"

《雷公炮炙论》："调营卫，助谷气。"

《本草拾遗》："下冷气，强筋骨，消食，止水痢后渴不止，作饮服之。又脚气冲心，取一颗去子，煎服之，嫩者更佳。又止呕逆，心膈痰唾。"

《食疗本草》："治呕啘风气，吐后转筋，煮汁饮之……不可多食，损齿及骨。"

《海药本草》："敛肺和胃，理脾伐肝，化食止渴。"

《日华子本草》："止吐泻奔豚及脚气水肿，冷热痢，心腹痛，疗渴。"

《日用本草》："治脚气上攻，腿膝疼痛，止渴消肿。"

《本草经疏》："下部腰膝无力，由于精血虚，真阴不足者不宜用。伤食脾胃未虚，积滞多者，不宜用。"

《本草再新》："敛肝和脾胃，活血通经。"

【现代研究】

保肝作用：以四氯化碳造成大鼠肝损伤，自造模之日起，以10%木瓜混悬液按每日300mg/100g（体重）给大鼠灌胃，连续10天，同对照组比较，给药组肝细胞坏死和脂变较轻；可防止肝细胞肿胀、气球样变，并促进肝细胞修复，显著降低血清丙氨酸转氨酶水平。

抗菌作用：抗菌药物筛选发现木瓜有较强抗菌作用。新鲜木瓜汁（每1mL滤液含生药1g）和木瓜煎剂（1g/mL）对肠道菌和葡萄球菌有较明显抑菌作用；对肺炎链球菌抑菌作用较差。较敏感细菌有志贺痢疾杆菌、福氏痢疾杆菌、宋内痢疾杆菌及其变种、致病性大肠杆菌、普通大肠杆菌、变形杆菌、肠炎杆菌、白色葡萄球菌、金黄色葡萄球菌、绿脓杆菌、甲型溶血性链球菌等。

4. 川芎

【性味归经】辛，温。归肝、胆、心包经。

【功能主治】活血行气，祛风止痛。本品辛散温通，既能活血化瘀，又能行气止痛。纤维肌痛综合征部分患者属气滞血瘀、痹阻经脉造成的痛证，也有属外感风寒湿邪阻滞经络而成的痛证。川芎既可以治疗血瘀气滞痛证，还能祛风通络止痛，又可治风湿痹痛，常配独活、秦艽、防风、桂枝等药同用，如独活寄生汤。

【用法用量】煎服10～30g，或入丸、散。外用：适量，研末撒；或煎汤漱口。注意阴虚火旺、多汗、热盛及无瘀血之出血证和孕妇均当慎用。

【古籍摘要】

《神农本草经》："治中风入脑头痛，寒痹，筋挛缓急，金创，妇人血闭无子。"

《药性论》："治腰脚软弱，半身不遂，主胞衣不出，治腹内冷痛。"

《日华子本草》："治一切风，一切气，一切劳损，一切血；补五劳，壮筋骨，调众脉，破癥结宿血，养新血，长肉，鼻洪，吐血及溺血，痔瘘，脑痈，发背，瘰疬，瘿赘，疮疥及排脓，消瘀血。"

《本草汇言》："川芎，上行头目，下调经水，中开郁结，血中气药也。尝为当归所使，非第治血有功，而治气亦神验也……味辛性阳，气善走窜而无阴凝黏滞之态，虽入血分，又能去一切风，调一切气。"

【现代研究】川芎嗪可降低血管阻力，增加肢体血流量，改善微循环；能降低血小板表面活性，抑制血小板聚集，在强直性脊柱炎活动期可降低炎症反应。

5.鸡血藤

【性味归经】苦、甘，温。归肝、肾经。

【功能主治】补血，活血，通络。用于手足麻木、肢体瘫痪、风湿痹痛；妇女月经不调、痛经、闭经。纤维肌痛综合征临床症状有腰背、肩背、颈项处的疼痛，其与外感风寒湿邪痹阻经脉、内里肝肾不足等有关。鸡血藤归肝、肾经，有活血通络之功，可以改善患者肌肉骨骼疼痛之主症。

【用法用量】内服：煎汤，10～15g，大剂量可用至30g；或浸酒。注意：阴虚火亢者慎用。

【古籍摘要】

《本草纲目拾遗》："活血，暖腰膝，已风瘫。"

《本草再新》："补中燥胃。"

《饮片新参》："去瘀血，生新血，流利经脉。治暑痧，风血痹症。"

【现代研究】

对造血系统的作用：密花豆藤煎剂（100%）对实验性家兔贫血有补血作用，能使血细胞增加，血红蛋白升高。较香花崖豆藤作用强。

对凝血、纤溶的作用：对犬血体外凝血和纤溶过程的影响：实验用犬麻醉后暴露股动脉，采血（取血后即将试管放冰中），抗凝剂（草酸钠、枸橡酸钠）1份加全血9份，离心分离血浆，将血浆分装成3份，分别加入生理盐水、丹参注射液、鸡血藤注射液0.03mL。测定复钙时间（反映内在凝血过程）、凝血酶原时间、凝血酶凝固时间、血浆纤维蛋白原定量及伏球蛋白溶解试验。可见鸡血藤（每1mL含生药3mg）对离体犬血的凝血和纤溶过程没有明显影响。

抑制心脏和降低血压作用：50%鸡血藤煎剂对蟾蜍离体和在体心脏微呈抑制作用。给麻醉家兔0.43～0.5g（生药）/kg（煎剂）和犬0.3g（生药）/kg（煎剂），均可引起血压下降；但对离体兔耳及蟾蜍血管却呈收缩作用。

抗癌作用：体外试验剂量500（毫微克）（热水提取物）/mL，对JTC-26抑制率为94.4%；噬菌体法筛选抗肿瘤药物，本品有抗噬菌体作用。

对脂质代谢的调节：日本鹌鹑以鸡血藤煎剂6g/kg灌胃14天及47天，可升高HDL2-C，降低HDL3-C，使HDL2-C/HDL3-C的比值升高，此比值是评价脂质代谢和动脉硬化的重要指标（冠心病患者HDL2-C/HDL3-C的比值较无冠心病者为低）。对主动脉及头臂动脉病变，鸡血藤有抑制作用。

6. 羌活

【性味归经】辛、苦，温。归膀胱、肾经。

【功能主治】解表散寒，祛风胜湿，止痛。本品辛散祛风、微苦燥湿、性温散寒，有较强的祛风湿、止痛作用，常与其他祛风湿、止痛药配伍，主治风寒湿痹、肢节疼痛。纤维肌痛综合征临床症状有腰背、肩背、颈项处的疼痛，其与督脉及膀胱经受风寒湿热等邪气瘀滞经脉有关，因羌活善入足太阳膀胱经，以除头项肩背之痛见长，故上半身风寒湿痹，肩背肢节疼痛尤为多用，常与防风、姜黄、当归等药同用，如蠲痹汤。若风寒、风湿所致的头痛，可与川芎、藁本、白芷等药配伍，如羌活芎藁汤。

【用法用量】煎服，3～10g。注意：本品辛香温燥之性较烈，故阴血亏虚者慎用。用量过多，易致呕吐，脾胃虚弱者不宜服用。

【古籍摘要】

《日华子本草》："治一切风并气，筋骨拳挛，四肢羸劣，头旋明，目赤疼及伏梁水气，五劳七伤，虚损，冷气，骨节酸疼，通利五脏。"

《珍珠囊》："太阳经头痛，去诸骨节疼痛。"

《品汇精要》："主遍身百节疼痛，肌表八风贼邪，除新旧风湿，排腐肉疽疮。"

《本草备要》："泻肝气，搜肝风。治风湿相抟，本经头痛，督脉为病，脊强而厥，刚痉柔痉，中风不语，头旋目赤。"

【现代研究】

抗炎作用：羌活注射液的药理研究表明具有抗炎、解热作用。

镇痛作用：羌活含有挥发油成分，药理研究表明有明显的镇痛作用。

7. 独活

【性味归经】辛、苦，微温。归肾、膀胱经。

【功能主治】祛风除湿，通痹止痛。用于风寒湿痹，腰膝疼痛，少阴伏风头痛，风寒夹湿头痛。独活、羌活皆能祛风湿，但独活药力较缓和，偏入足少阴肾经，善于治疗纤维肌痛综合征临床表现中的腰、膝、足胫筋骨疼痛，常配合桑寄生、杜仲、细辛、牛膝、当归、威灵仙、续断、制附片、地龙等同用。

【用法用量】内服：煎汤，3 ～ 10g；浸酒或入丸、散。外用：煎水洗。注意：阴虚血燥者慎服。

【古籍摘要】

《神农本草经》："主风寒所击，金疮，止痛，奔豚，痫痉，女子疝瘕。"

《名医别录》："主治诸贼风，百节痛风无久新者。"

《药性论》："治中诸风湿冷，奔喘逆气，皮肌苦痒，手足挛痛，劳损，主风毒齿痛。"

《医学启源》："《主治秘要》云：能燥湿……苦头眩目运，非此不能除。"

《滇南本草》："表汗，除风寒湿痹，止周身筋骨疼痛；又治两胁面寒疼痛。"

《本草通玄》："失音不语，手足不随，口眼歪斜，目赤，肤痒。"

【现代研究】

镇静、催眠、镇痛、抗炎作用：独活煎剂或流浸膏（品种未经鉴定）给大鼠或小鼠口服或腹腔注射，均可产生镇静乃至催眠作用，甚至可防止士的宁对蛙的惊厥作用，但不能使其免于死亡。用小鼠热板法证明，它有镇痛作用。独活寄生汤同样有镇静、催眠及镇痛作用，对大鼠甲醛性"关节炎"有抗炎作用。

对心血管系统的作用：独活粗制剂（品种未鉴定）予麻醉犬或猫静脉注射，有降压作用，但不持久。酊剂作用大于煎剂。切断迷走神经不影响其降压，注射阿托品后，降压作用受到部分或全部的抑制。对离体蛙心有抑制作用。煎剂在蛙腿灌注时，有收缩血管的作用。

8.防风

【性味归经】辛、甘、温。归膀胱、肝、脾经。

【功能主治】解表祛风，胜湿，止痉。用于感冒头痛，风湿痹痛，风疹瘙痒，破伤风。纤维肌痛综合征患者由于外感风、寒、湿邪，痹阻经络而出现肌肉骨骼疼痛。防风能祛风湿而止痛，常配合羌活、防己等治疗风湿痹痛等。防风解表以祛风为长，既能散风寒，又能发散风热，与荆芥作用相仿，故两药往往配合应用。防风治破伤风，有祛风止痉的作用，但多配合天南星、天麻、白附子等药同用。此外，本品又有止血、止泻作用，如用于腹痛泄泻，常配合白芍、白术、陈皮等同用；如用于便血、崩漏，一般炒炭应用。

【用法用量】内服：煎汤，1.5～3钱；或入丸、散。外用：研末调敷。注意血虚痉急或头痛不因风邪者忌服。

【古籍摘要】

《神农本草经》："治大风头眩痛，恶风，风邪，目盲无所见，风行周身，骨节疼痹，烦满。"

《本草经集注》："恶干姜、藜芦、白蔹、芫花，杀附子毒。"

《名医别录》："主治胁痛、胁风头面去来，四肢挛急，字乳金疮内痉。"

《日华子本草》："治三十六般风，男子一切劳劣，补中益神，风赤眼，止泪及瘫痪，通利五脏关脉，五劳七伤，羸损盗汗，心烦体重，能安神定志，匀气脉。"

《珍珠囊》："身：去上风，梢：去下风。"

《药类法象》："治风通用。泻肺实，散头目中滞气，除上焦风邪。"

《本草经疏》："诸病血虚痉急、头痛不因于风寒、溏泄不因于寒湿、二便秘涩、小儿脾虚发搐、慢惊慢脾风、气升作呕、火升发嗽、阴虚盗汗、阳虚自汗等病，法所同忌。"

《长沙药解》："行经络，逐湿淫，通关节，止疼痛，舒筋脉，伸急挛，活肢节，起瘫痪，敛自汗盗汗，断漏下崩中。"

《得配本草》："元气虚，病不因风湿者，禁用。"

【现代研究】

解热作用：对人工发热家兔，经口给予关防风煎剂或浸剂，有明显解热作用，煎剂的作用较浸剂好。

镇痛作用：小鼠灌服防风（品种未鉴定）50％乙醇浸出液（蒸去乙醇），能明显提高痛阈（电刺激鼠尾法），皮下注射同样有效。

抗菌作用：新鲜关防风榨出液在体外试验，对绿脓杆菌及金黄色葡萄球菌有一定抗菌作用。品种未经鉴定的防风煎剂对溶血性链球菌及痢疾杆菌也有一定的抗菌作用。

9.酸枣仁

【性味归经】甘、酸，平。归肝、胆、心经。

【功能主治】补肝，宁心，敛汗，生津。用于虚烦不眠，惊悸多梦，体虚多汗，津伤口渴。纤维肌痛综合征患者多存在睡眠障碍，表现为失眠、易醒、多梦、精神不振，酸枣仁宁心安神，可用于改善患者的睡眠质量。常配伍远志、茯苓、柏子仁、夜交藤等。

【用法用量】内服：煎汤，2～5钱；或入丸、散。注意：凡有实邪郁火及患有滑泄证者慎服。

【古籍摘要】

《神农本草经》："治心腹寒热邪结气，四肢酸疼湿痹。"

《名医别录》："主烦心不得眠，脐上下痛，血转久泄，虚汗烦渴，补中，益肝气，坚筋骨，助阴气，令人肥健。"

《药性论》："主筋骨风，炒末作汤服之。"

《本草拾遗》："睡多生使，不得睡炒熟。"

王好古："治胆虚不眠，寒也，炒服；治胆实多睡，热也，生用。"

《本草汇言》："敛气安神，荣筋养髓，和胃运脾。"

《本草经疏》："凡肝、胆、脾三经，有实邪热者勿用，以其收敛故也。"

《本草再新》："平肝理气，润肺养阴，温中利湿，敛气止汗，益志定呵，聪耳明目。"

《得配本草》："肝旺烦躁，肝强不眠，禁用。"

《本草求真》："性多润，滑泄最忌。"

【现代研究】

镇静、催眠作用：酸枣仁煎剂给大白鼠口服或腹腔注射均表现镇静及嗜眠，无论白天或黑夜，正常状态或咖啡因引起的兴奋状态，酸枣仁均能表现上述作用。口服酸枣仁可使防御性运动性条件反射次数显著减少，内抑制扩散，条件反射消退，抑制猫由吗啡引起的躁狂现象。生枣仁与炒枣仁的镇静作用并无区别，但生枣仁作用较弱，久炒油枯后则失效，有认为其镇静的有效成分可能与油有关，另有认为与水溶性部分有关。

镇痛、抗惊厥、降温作用：热板法证明酸枣仁煎剂 5g/kg 注射于小白鼠腹腔有镇痛作用，对小鼠无论注射或口服均有降温作用，但不能拮抗实验性电休克。

对心血管系统的影响：酸枣仁可引起血压持续下降，心传导阻滞。对大白鼠以两肾包膜法形成的高血压，在手术前或手术次日给酸枣仁 [20～30g/（kg·d）自由取食]，均有显著的降压作用，但大白鼠吃酸枣仁时将外层薄皮留下，并未见镇静现象。

10. 远志

【性味归经】苦、辛，温。归心、肾、肺经。

【功能主治】安神益智，祛痰消肿。用于心肾不交引起的失眠多梦，健忘惊悸，神志恍惚，咳痰不爽，疮疡肿毒，乳房肿痛。纤维肌痛综合征的内因存在肝、脾、肾之不足，远志可用于心肾不交之失眠，改善患者睡眠障碍，常配茯苓、酸枣仁。远志还可用于痰阻心窍之神昏痰盛及精神失常，可配菖蒲、郁金。

【用法用量】内服：煎汤，1～3钱；浸酒或入丸、散。注意：心肾有火，阴虚阳亢者忌服。

【古籍摘要】

《神农本草经》："治咳逆伤中，补不足，除邪气，利九窍，益智慧，耳目聪明，不忘，强志，倍力。"

《名医别录》："定心气，止惊悸，益精，去心下膈气，皮肤中热，面目黄。"

《药性论》："治心神健春，坚壮阳道。主梦邪。"

《日华子本草》："主膈气，惊魇，长肌肉，助筋骨；妇人血噤失音，小儿客忤。"

《滇南本草》："养心血，镇惊宁心，定惊悸，散痰涎，疗五痫，角弓反张，惊搐，口吐痰涎，手足战摇，不省人事。缩小便，治赤、白浊，膏淋，滑精不禁。"

《本草再新》："行气散郁，并善豁痰。"

【现代研究】

祛痰作用：远志含植物皂苷，能刺激胃黏膜，引起轻度恶心，因而反射地增加支气管的分泌而有祛痰作用。提取物给狗口服，可促进气管分泌。

溶血作用：远志与桔梗相似，含有皂苷，亦有溶解红细胞的作用，溶血作用强度为远志＞美远志＞桔梗，远志肉（皮部）比远志木的溶血作用强。

11. 夜交藤

【性味归经】甘，平。归心、肝经。

【功能主治】养血安神，祛风通络。用于失眠多梦，血虚身痛，风湿痹痛；外治皮肤瘙痒。夜交藤具有养血安神作用，以用于阴虚血少所致的失眠为主。纤维肌痛综合征患者多存在睡眠障碍，表现为失眠、易醒、多梦、精神不振，夜交藤养血安神，可用于改善患者的睡眠质量，常与合欢皮相须配合，也可与枣仁、柏子仁、远志等同用。夜交藤既有养血作用，还可通利经络，治血虚周身酸痛。纤维肌痛综合征的内因之一就是气血亏虚，致使筋脉失养、肌肉疼痛，夜交藤同时还可改善患者肌肉疼痛症状。临床使用时可配合当归、地黄、鸡血藤、络石藤等同用。夜交藤煎汤外洗治皮肤痒疹，有一定止痒作用。

【用法用量】内服：煎汤，10～20g。外用：适量，煎水洗；或捣烂敷。注意：躁狂属实火者慎服。

【古籍摘要】

《本草纲目》："风疮疥癣作痒，煎汤洗浴。"

《本草再新》："补中气，行经络，通血脉，治劳伤。"

《本草正义》："治夜少安寐。"

《饮片新参》："养肝肾，止虚汗，安神催眠。"

【现代研究】茎含蒽醌类，主要为大黄素、大黄酚或大黄素甲醚，均以结合型存在。

12. 黄芪

【性味归经】甘，微温。归脾、肺经。

【功能主治】健脾补中，升阳举陷，益卫固表，利尿，托毒生肌。本品甘温，补气生血，健脾益气，扶正祛邪。纤维肌痛综合征以气血亏虚，肝、脾、肾不足为内在因素，症见疲乏倦怠、腰背疼痛等，可用黄芪补气生血，健脾除湿。若风寒湿偏盛不显，可与羌活、防风、当归、白芍等配伍，如蠲痹汤；若寒邪偏盛所致的关节疼痛剧烈、不可屈伸者，可配伍乌头、麻黄、芍药等升阳散寒，如乌头汤；若气虚寒凝血瘀所致肌肉骨骼疼痛麻木者，可配伍桂枝、生姜等温经通脉，常与丹参、当归、川芎、三棱、莪术加减应用。

【用法用量】煎服，15～60g。蜜炙可增强其补中益气作用。

【古籍摘要】

《神农本草经》："治痈疽，久败疮，排脓止痛……补虚。"

《本草蒙筌》："补气药多，补血药亦从而补气；补血药多，补气药亦从而补血。"

《本草从新》："气药多而云补血者，气能生血，又有当归为引也。有表邪表旺者勿用；阴虚者宜少用，恐气升于表而里愈虚尔。"

《本草思辨录》："《金匮》凡水湿之证，身重身肿，皆不禁用黄芪，皆使水湿下行……《内经》三焦为水道，膀胱为水府，黄芪从三焦直升至肺，鼓其阳气，疏其壅滞。肺得以通调水道，阴气大利，此实黄芪之长技。"

【现代研究】黄芪能促进机体代谢、抗疲劳、促进血清和肝脏蛋白质的更新；有明显的利尿作用，能消除实验性肾炎尿蛋白；能改善贫血动物现象。黄芪多糖具有抗氧化、抗肿瘤、抗病毒、抗细菌、提高免疫力、抗衰老、抗辐射等作用。黄芪皂苷具有抗衰老、抗风湿、抗血栓等作用。黄芪具有双向调节免疫功能作用，可增强抗感染能力，降低创面的过度炎症反应，增强毛细血管抵抗力，减轻微血管周围渗血及加速创面愈合。

13. 党参

【性味归经】甘，平。归脾、肺经。

【功能主治】补脾肺气，补血生津。用于气血亏虚证。本品性味甘平，善补气血。纤维肌痛综合征病因病机为正气不足、风寒湿热等外邪侵袭，表现为全身多处肌肉骨骼痛、疲乏困倦、精神不振等。气为血之帅，血为气之母，气血亏虚为本病的内在因素。党参可用于中气不足的体虚倦怠、食少便溏等症，常与补气健脾除湿的白术、茯苓等同用。若脾虚湿阻出现肌肉酸痛、身体沉重、缠绵难愈者，可配伍黄芪、白术、薏苡仁、草薢等；气虚不行出现血脉瘀滞者，可配伍元胡、丹参、续断等。

【用法用量】煎服，10 ~ 20g。据《中国药典》记载，本品不宜与藜芦同用。

【古籍摘要】

《本草从新》："补中益气，和脾胃，除烦渴，中气微虚用以调补甚为

67

平安。"

《本草正义》："补脾养胃，润肺生津，健运中气，本与人参不甚相远。"

【现代研究】党参多糖可提高小鼠抗运动性疲劳的能力。党参水提浸膏溶液和党参多糖溶液能使小鼠常压耐缺氧时间明显延长，还能延长其脑缺血性缺氧存活时间，保护心脑等重要器官。其能升高动物红细胞、血红蛋白、网织红细胞，还有延缓衰老的作用。

14. 白术

【性味归经】苦、甘，温。归脾、胃经。

【功能主治】健脾益气，燥湿利水，止汗，安胎。用于脾胃气弱，不思饮食，倦怠少气，虚胀，泄泻，痰饮，水肿，黄疸，湿痹，小便不利，头晕，自汗，胎气不安。白术的健脾益气之功可以改善纤维肌痛综合征患者疲劳、困倦等症状，临床常配伍黄芪、党参等。同时配伍茯苓还可以治疗由痰饮内停导致的肌肉酸痛。

【用法用量】内服：煎汤，1.5～3钱；熬膏或入丸、散。注意：阴虚燥渴、气滞胀闷者忌服。

【古籍摘要】

《神农本草经》："主风寒湿痹，死肌，痉，疸，止汗除热，消食。"

《名医别录》："主治大风在身面，风眩头痛，目泪出，消痰水，逐皮间风水结肿，除心下急满，及霍乱，吐下不止，利腰脐间血，益津液，暖胃，消谷，嗜食。"

《药性论》："主大风顽痹，多年气痢，心腹胀痛，破消宿食，开胃，去痰涎，除寒热，止下泄，主面光悦，驻颜去皯，治水肿胀满，止呕逆，腹内冷痛，吐泻不住，及胃气虚冷痢。"

《日华子本草》："治一切风疾，五劳七伤，冷气腹胀，补腰膝，消痰，治水气，利小便，止反胃呕逆，及筋骨弱软，痃癖气块，妇人冷癥瘕，温疾，山岚瘴气，除烦长肌。"

《医学启源》："除湿益燥，和中益气。其用有九：温中一也。去脾胃中湿二也。除胃热三也。强脾胃，进饮食四也。和脾胃，生津液五也。主肌热六也。治四肢困倦，目不欲开，怠惰嗜卧，不思饮食七也。止渴八也。安胎九也。"

《本草衍义补遗》："有汗则止，无汗则发。能消虚痰。"

【现代研究】

利尿作用：本品具有明显而持久的利尿作用，对各种动物如大鼠、兔、狗都有作用。白术不仅增加水的排泄，也促进电解质特别是钠的排出，并且钠的排泄还胜于水的排泄。对人的利尿作用有少数试验，不能最后肯定。

强壮作用：白术煎剂灌胃 1mol 或 6g/kg，能促进小鼠体重增加和增强游泳耐力，白术能增强网状内皮系统的吞噬功能，对小鼠网状内皮系统呈活化作用，促进小鼠腹腔巨噬细胞的吞噬功能，使巨噬细胞的吞噬百分率、吞噬指数及其溶酶体消化平均较对照组显著增加。在白细胞减少症时，白术有升白作用。白术还能提高淋巴细胞转化率和自然玫瑰花形成率，促进细胞免疫功能，且明显增高 IgG。说明白术有健脾胃、壮身体和提高抗病能力的作用。

对心血管系统的作用：白术有血管扩张作用。对心脏呈抑制作用，剂量过大时可致停搏。麻醉犬静脉注射煎剂 0.1g/kg，血压轻度下降；0.25g/kg 时，血压急剧下降，3～4 小时内未见恢复。

抗肿瘤作用：体外试验表明，白术挥发油中之中性油对食管癌细胞有明显抑制作用。全身给药时，对实质性实体癌的疗效则报道不一致。对 358 种植物药、中药单方和复方进行筛选时，白术挥发油对小鼠肉瘤 –180 的抑制作用最强（抑制率为 31%～49%）。另有报道对 S–180、S–37、U–14 和 W–256，以及白血病模型（L615）均无明显作用。近报道，白术对 MethA 肿瘤的中如活性比对照组明显增加，并显著增强 MethA 肿瘤的迟发性超敏反应，还促进植物血细胞凝集素 –P 和脂多糖诱导的幼若化反应。

对胃肠平滑肌的作用：白术对家兔离体小肠自发活动的影响多不相同，其能增强兔离体小肠自发性收缩活动，使其收缩幅度加大，白术油抑制肠管的自发运动，或白术对家兔离体小肠的自发运动影响不明显。白术煎剂每天 10g（生药）/kg 连续给小鼠灌胃能明显促进小肠蛋白质的合成。白术提取物 50mg/kg 和 200mg/kg 灌胃给药，对动物水浸束缚应激性溃疡有显著抑制效果。

抗菌作用：水浸液在试管内对絮状表皮癣菌、星形奴卡菌有抑制作用。煎剂对脑膜炎球菌亦有抑制作用。近报道白术煎剂和四君子汤对伤寒杆菌、甲型副伤寒杆菌、福氏痢疾杆菌、大肠杆菌、绿脓杆菌等均有不同程度的抑菌作用，而无杀菌作用。

其他作用：白术对呼吸有短暂的兴奋作用。另外白术对家兔、肠鼠、大鼠和小鼠的子宫平滑肌有明显抑制作用。白术煎剂对小鼠因四氧化碳引起的肝损伤有保护作用。白术乙酸乙酯提取物大白鼠十二指肠给药，可明显增加胆汁分泌。少量挥发油有镇静作用。

15. 茯苓

【性味归经】甘、淡，平。归心、肺、脾、肾经。

【功能主治】利水渗湿，健脾宁心。用于水肿尿少，痰饮眩悸，脾虚食少，便溏泄泻，心神不安，惊悸失眠。纤维肌痛综合征的内因是肝、脾、肾之不足，其中脾失健运导致痰饮内生，痹阻经络故而出现各处肌肉的重着酸痛，故用茯苓健脾渗湿。茯苓还有宁心之功，可以同时改善患者睡眠障碍等症。临床应用时根据具体辨证分型，如偏于寒湿者，可与桂枝、白术等配伍；偏于湿热者，可与猪苓、泽泻等配伍；属于脾气虚者，可与党参、黄芪、白术等配伍；属虚寒者，还可配附子、白术等同用。治痰湿入络、肩酸背痛，可配半夏、枳壳同用。用于心神不安、心悸、失眠等症，可与人参、远志、酸枣仁等配伍。对于脾虚运化失常所致泄泻、带下，应用茯苓有标本兼顾之效，可与党参、白术、山药等配伍。可用为补肺脾、治气虚之辅佐药。对于脾虚不能运化水湿，停聚化生痰饮之症，可与半夏、陈皮同用，也可配桂枝、白术同用。

【用法用量】内服：煎汤，3～5钱；或入丸、散。注意虚寒精滑或气虚下陷者忌服。

【古籍摘要】

《神农本草经》："治胸胁逆气，忧恚惊邪恐悸，心下结痛，寒热烦满咳逆，止口焦舌干，利小便。"

《名医别录》："止消渴，好睡，大腹，淋沥，膈中痰水，水肿，淋结，开胸腑，调脏气，伐肾邪，长阴，益气力，保神守中。"

《药性论》："开胃，止呕逆，善安心神。主肺痿痰壅。治小儿惊痫，心腹胀满，妇人热淋。"

《日华子本草》："补五劳七伤，安胎，暖腰膝，开心益智，止健忘。"

《伤寒明理论》："渗水缓脾。"

《医学启源》："除湿益燥，利腰脐间血，和中益气为主。治小便不通，溺黄或赤而不利。"

《药征》："主治悸及肉瞤筋惕，旁治头眩烦躁。"

【现代研究】

抗菌作用：试管内未发现茯苓有抑菌作用。乙醇提取物体外能杀死钩端螺旋体，水煎剂则无效。

对消化系统的影响：茯苓对家兔离体肠管有直接松弛作用，对大鼠幽门结扎所形成的溃疡有预防效果，并能降低胃酸。

16. 柴胡

【性味归经】苦，微寒。归肝、胆经。

【功能主治】和解表里，疏肝，升阳。治寒热往来，胸满胁痛，口苦耳聋，头痛目眩，疟疾，下利脱肛，月经不调，子宫下垂。柴胡治疗感冒常与葛根、羌活等同用。柴胡有较佳的退热作用，邪在少阳、寒热往来，常与黄芩、半夏等同用（如小柴胡汤）；对疟疾症，柴胡又可与草果、青皮等配伍应用。柴胡既具良好的疏肝解郁作用，又为疏肝诸药之向导，是治肝气郁结之要药，对缓解纤维肌痛综合征患者焦虑、抑郁等表现具有良好作用。对胸胁疼痛无论内由肝郁、外因伤仆皆可应用；凡见肝气郁结所致的月经不调或痛经等，均可与当归、白芍、香附、郁金等药同用。柴胡药性升浮，配党参、黄芪等补气药物，对气虚下陷的久泻脱肛、子宫下垂等症，有升举阳气作用。

【用法用量】内服：煎汤,0.8～1.5钱；或入丸、散。注意：真阴亏损，肝阳上升者忌服。

【古籍摘要】

《神农本草经》："治心腹肠胃中结气，饮食积聚，寒热邪气，推陈致新。"

《名医别录》："主除伤寒，心下烦热，诸痰热结实，胸中邪逆，五脏间游气，大肠停积水胀，及湿痹拘挛，亦可作浴汤。"

《药性论》："治热劳骨节烦疼，热气，肩背疼痛，宣畅血气，劳乏羸瘦；主下气消食，主时疾内外热不解，单煮服。"

《备急千金要方》："取柴胡苗汁，治耳聋方，灌耳中。"

《四声本草》："主痰满、胸胁中痞。"

《日华子本草》："补五劳七伤，除烦，止惊，益气力，消痰止嗽，润心肺，添精补髓，天行温疾，热狂乏绝，胸胁胀满，健忘。"

《珍珠囊》："去往来寒热，胆痹，非柴胡梢子不能除。"

《医学启源》："除虚劳烦热，解散肌热，去早晨潮热。"

《滇南本草》："伤寒发汗解表要药。退六经邪热往来，瘰疬，除肝家邪热痨热，行肝经逆结之气，止左胁肝气疼痛。治妇人血热烧经，能调月经……发汗用嫩蕊；治虚热调经用根。"

《本草纲目》："治阳气下陷，平肝胆三焦包络相火，及头痛眩晕，目昏。赤痛障翳，耳聋鸣，诸疟，及肥气寒热，妇人热入血室，经水不调，小儿痘疹余热，五疳羸热。"

《本草经疏》："病人虚而气升者忌之。呕吐及阴虚火炽炎上者，法所同忌。疟非少阳经者，勿入。"

【现代研究】

镇静、镇痛作用：柴胡苷口服，对小鼠有镇静作用（爬杆试验）；它有良好的镇痛作用和较强的止咳作用，但无抗惊厥作用，也不降低横纹肌的张力。有人认为，柴胡苷可列入中枢抑制剂一类。

抗炎作用：柴胡单用或配成复方均有效，其抑制肉芽肿生长的作用强于其抗渗出的作用；祛瘀活血方（当归芍药散、桃仁承气汤、大黄牡丹皮汤等）则在作用强度方面与柴胡相反，故建议二者合用。柴胡苷能抑制组织胺、5- 羟色胺所致的血管通透性增高，轻度抑制肋膜渗出。

抗病原体作用：曾有人报告，北柴胡注射液对流行性感冒病毒有强烈的抑制作用；从此种注射液馏出的油状未知成分对该病毒也有强烈抑制作用。对结核杆菌的某一菌株据称有效。有人曾推测北柴胡可阻止疟原虫的发育，但为实验研究，还未临床证实。

对肝脏的影响：对因喂食霉米而发生肝功能障碍之小鼠，同时喂食北柴胡，则谷丙转氨酶及谷草转氨酶之升高，远较不给柴胡之对照组为轻；柴胡苷之作用，似不及北柴胡粉。对伤寒疫苗引起的兔肝功能障碍（尿胆元呈阳性反应），口服北柴胡煎剂有较显著的改善作用；对酒精引起的肝功能障碍亦有效，但不如甘草；对有机磷引起者则效力很差，而对四氯化碳引起者无效。

对心血管作用：北柴胡醇浸出液能使麻醉兔血压轻度下降，对离体蛙心有抑制作用，阿托品不能阻断此种抑制，北柴胡注射液则虽用较大剂量对在位猫心、血压皆无影响。柴胡苷对犬能引起短暂之降压反应，心率减慢；对兔亦有降压作用，并能抑制离体蛙心、离体豚鼠心房，收缩离体兔耳血管。

其他作用：柴胡苷对大鼠的应激性溃疡有防止作用，能促进小鼠小肠的推进运动，增强乙酰胆碱对离体豚鼠回肠之收缩作用（不能增强组织胺的此种作用）。

17. 郁金

【性味归经】辛、苦，寒。归肝、心、肺经。

【功能主治】行气化瘀，清心解郁，利胆退黄。用于经闭痛经，胸腹胀痛、刺痛，热病神昏，癫痫发狂，黄疸尿赤。部分纤维肌痛综合征患者会伴有焦虑、抑郁等症状，故用郁金以清心解郁，常配伍柴胡、合欢皮、远志、佛手等。同时可改善焦虑、抑郁等症状，有利于缓解患者的睡眠障碍。

【用法用量】内服：煎汤，1.5 ～ 3 钱；磨汁或入丸、散。阴虚失血及无气滞血瘀者忌服，孕妇慎服。

【古籍摘要】

《药性论》:"治女人宿血气心痛,冷气结聚,温醋摩服之。"

《唐本草》:"主血积,下气,生肌,止血,破恶血,血淋,尿血,金疮。"

《本草衍义补遗》:"治郁遏不能散。"

《本草纲目》:"治血气心腹痛,产后败血冲心欲死,失心癫狂。"

《本草正》:"单用治妇人冷气血积,结聚气滞,心腹作痛。"

《本草经疏》:"凡病属真阴虚极,阴分火炎,薄血妄行,溢出上窍,而非气分拂逆,肝气不平,以致伤肝吐血者不宜用也。即用之亦无效。"

《本草汇言》:"如胀满,如膈逆,如疼痛关乎胃虚血虚者,亦不宜用也。"

《得配本草》:"气虚胀滞,吐血不关气郁者,禁用。"

《本草述》:"治发热,郁,咳嗽,齿衄,咳嗽血,溲血,头痛眩晕,狂痫,滞下,淋,并眼目鼻舌咽喉等证。"

《本草备要》:"宣,行气解郁;泻,凉血破瘀。凉心热,散肝郁,下气破血。治吐衄尿血,妇人经脉逆行。"

《本草从新》:"能开肺金之郁。"

【现代研究】

对脂质代谢的影响:郁金对胆甾醇(每天给予1g)引起动脉粥样硬化的家兔,每天口服郁金水煎剂10g左右,100天后血清胆甾醇不仅没有下降,反而比对照组高,磷脂升高较明显,β-脂蛋白、甘油三酯稍有上升,但与对照组无差异。郁金粉按134mg/100g给予实验性动脉粥样硬化的大白鼠,血清胆甾醇及C/P值均有轻度上升,但能减轻家兔或大白鼠主动脉及冠状动脉内膜斑块的形成及脂质沉积。

其他作用:郁金水浸剂(1:3)在试管内对多种致病真菌有抑制作用。用郁金挥发油乳剂做人胆囊造影时,无收缩胆囊的作用。

18.续断

【性味归经】苦、辛,微温。归肝、肾经。

【功能主治】补益肝肾，强筋健骨，止血安胎，疗伤续折。用于腰膝酸痛，寒湿痹痛。本品甘温助阳，辛温散寒，兼有温肾阳、补肝肾、强健壮骨、通利血脉之功。纤维肌痛综合征外因为感受风寒湿邪，内因是肝脾肾之不足，故用续断以补益肝肾、温肾散寒。临床与独活、杜仲、防风、细辛、川乌、萆薢、牛膝等配伍。本品可活血祛瘀止痛，配桃仁、红花等可治疗腰腿部刺痛，配伍清热解毒之品，用治痈肿疮疡，血瘀肿痛。

【用法用量】煎服，9～15g，或入丸、散。外用适量研末敷。崩漏下血宜炒用。注意：风湿热痹者忌服。

【古籍摘要】

《名医别录》："主治崩中漏血，金疮血内漏，止痛，生肌肉，及踠伤、恶血、腰痛，关节缓急。"

《滇南本草》："补肝，强筋骨，走经络，止经中酸痛，安胎，治妇人白带，生新血，破瘀血，落死胎，止咳嗽，咳血，治赤白便浊。"

《本草经疏》："为治胎产，续绝伤，补不足，疗金疮，理腰肾之要药。"

【现代研究】

改善骨代谢作用：实验表明，续断能有效促进成骨细胞的分化、增殖，防止成骨细胞凋亡，促进骨折愈合，防治骨质疏松。

抗炎作用：动物实验表明，川续断挥发油对金黄色葡萄球菌有较强的抑菌能力，续断70%乙醇提取物灌服能显著抑制大鼠蛋清性脚肿胀、二甲苯所致的小鼠耳部炎症、醋酸所致的小鼠腹腔毛细血管通透性亢进以及纸片所致的肉芽组织增生。

19. 杜仲

【性味归经】甘，温。归肝、肾经。

【功能主治】补肝肾，强筋骨，安胎。用于肾虚腰痛及各种腰痛，以其补肝肾、强筋骨，肾虚腰痛尤宜。其他腰痛用之，均有扶正固本之效。纤维肌痛综合征的典型临床表现就有可向臀部和下肢放射的腰痛，故杜仲为治疗纤维肌痛综合征的常用药。杜仲常与胡桃肉、补骨脂同用治肾虚腰痛或足膝痿弱，如青娥丸（《太平惠民和剂局方》）；与独活、桑寄生、细辛等同用，治风湿腰痛冷重，如独活寄生汤（《备急千金要方》）；与附子、肉桂、菟丝子等同用，治疗肾阳亏虚所致的腰膝软弱，如右归丸（《景岳全书》）；与川芎、桂心、丹参等同用，治疗外伤腰痛，如杜仲散（《太平圣惠方》）；与当归、川芎、芍药等同用，治疗妇女经期腰痛。

【用法用量】煎服，10～15g。炒用破坏其胶质，有利于有效成分煎出，故比生用效果好。本品为温补之品，阴虚火旺者慎用。

【古籍摘要】

《神农本草经》："治腰脊痛，补中，益精气，坚筋骨，强志，除阴下痒湿，小便余沥。久服轻身耐老。"

《名医别录》："主治脚中酸疼痛，不欲践地。"

【现代研究】

调节细胞免疫作用：杜仲皮煎剂可显著减少小鼠活动次数。杜仲煎剂能延长戊巴比妥钠的睡眠时间，并能使实验动物反应迟钝、嗜睡等。杜仲皮能抑制二硝基氯苯（DNCB）所致小鼠迟发型超敏反应；对抗氧化可的松的免疫抑制作用，具有调节细胞免疫平衡的功能，且能增强荷瘤小鼠肝糖原含量增加的作用，并能使血糖增高。

预防骨质疏松作用：杜仲提取物可上调血清 E_2、IGF-I 水平，增加骨密度，提高去势大鼠抗骨折力和骨压碎力水平，有效预防和延缓去势大鼠骨质疏松症及骨质疏松症所导致的骨折的发生。

20. 黄芩

【性味归经】苦，寒。归肺、胆、脾、大肠、小肠经。

【功能主治】清热燥湿，泻火解毒，止血，安胎。用于湿温、暑湿、胸闷呕恶，湿热痞满，泻痢，黄疸，肺热咳嗽，高热烦渴，血热吐衄，痈肿疮毒，胎动不安。黄芩具清热止血和凉血解毒的作用。用于热迫血行的咯血、吐血、便血、衄血、血崩，常与生地黄、白茅根等配伍。用于疮疡肿痛，常与连翘、天花粉配伍。黄芩苦能燥湿，寒能清热，善清胃肠、肝胆湿热，为多种湿热病证的常用药。

【用法用量】煎服，3～10g。清热多生用，安胎多炒用，清上焦热可酒炙用，止血可炒炭用。

【古籍摘要】

《神农本草经》："治诸热，黄疸，肠澼泄痢，逐水，下血闭，恶疮，疽蚀，火疡。"

《滇南本草》："上行泻肺火，下降泻膀胱火。男子五淋，女子暴崩，调经安胎，清热。胎有火热不安，清胎热，除六经实火、实热。"

《本草正》："枯者清上焦之火，消痰利气，定喘咳，止失血，退往来寒热，风热湿热，头痛，解瘟疫，清咽，疗肺痿肺痈，乳痈发背；尤祛肌表之热，故治斑疹、鼠瘘、疮疡、赤眼。实者凉下焦之热，能除赤痢，热蓄膀胱，五淋涩痛，大肠闭结，便血漏血。"

【现代研究】

抗菌、抗病毒作用：黄芩抗菌范围较广。体外实验证明，其煎剂对多种革兰阳性菌如金黄色葡萄球菌、溶血性链球菌，革兰阴性菌如大肠杆菌、痢疾杆菌，多种致病性皮肤真菌，如白色念珠菌、大小芽孢菌等均有不同程度的抑制作用。

抗炎、抗过敏作用：黄芩苷锌和黄芩苷对二甲苯致水肿的模型有抑制作用，说明黄芩对急性、慢性炎症均有抑制作用。组胺和前列腺素（PG）是致炎物质，黄芩能抗组胺释放、抗花生四烯酸（AA）代谢，是其抗炎的作用机理。

21. 木香

【性味归经】辛、苦，温。归脾、胃、大肠、三焦、胆经。

【功能主治】行气止痛，健脾消食。用于胸胁、脘腹胀痛，泻痢后重，食积不消，不思饮食。煨木香实肠止泻，用于泄泻腹痛。

【用法用量】3 ～ 6g。内服：煎汤，1.5 ～ 9g；入丸、散剂减半。

【古籍摘要】

《日华子本草》："治心腹一切气；膀胱冷痛，呕逆反胃，霍乱，泄泻痢疾，健脾消食，安胎。"

《本草纲目》："木香乃三焦气分之药，能升降诸气。"

《本草求真》："木香，下气宽中，为三焦气分要药，然三焦则又以中为要……中宽则上下皆通，是以号为三焦宣滞要剂。"

【现代研究】

抗菌作用：挥发油 1：3000 浓度能抑制链球菌、金黄色葡萄球菌与白色葡萄球菌的生长，对大肠杆菌与白喉杆菌作用微弱；总生物碱无抗菌作用。该品煎剂除对副伤寒甲杆菌有轻微抑制作用外，对金黄色葡萄球菌、痢疾杆菌等 7 种致病菌无效。另有报道，煎剂对许兰黄癣菌及其蒙古变种等 10 种真菌有抑制作用。

对心血管的作用：低浓度的木香挥发油及从挥发油中分离出的各种内酯部分均能不同程度地抑制豚鼠与兔离体心脏的活动，对离体蛙心也有抑制作用。

对肠道的作用：木香水提液、挥发油和总生物碱对小鼠离体小肠先有轻度兴奋作用，随后紧张性与节律性明显降低。对乙酰胆碱、组胺与氯化钡所致肠肌痉挛有对抗作用。

22. 三七

【性味归经】甘、微苦，温。归心、肝、脾经。

【功能主治】止血，活血化瘀。化瘀止痛时止血不留瘀，少量可凉血止血，尤其收敛止血，也会止血不留瘀，活血止痛或化瘀止痛。包括跌打损伤、妇科痛经、产后瘀血腹痛，甚至疮痈肿痛、风湿痹证有瘀血者等都可用其化瘀止痛，也可以作为补虚药来用，气血亏虚者适用。本品也可作为滋补强壮药。本品可化瘀止血，用于各种内外出血证，尤以有瘀者为宜，常用治咯血、吐血、便血、尿血、崩漏及外伤出血等，单味研末内服或外用即可奏效。亦可配花蕊石、血余炭同用，如《医学衷中参西录》化血丹。本品亦可活血定痛，用于跌打损伤、瘀滞疼痛。

【用法用量】3～9g；研粉吞服，1 次 1～3g。外用适量。

【古籍摘要】

《本草纲目》："止血散血定痛，金刃箭伤、跌仆杖疮、血出不止者，嚼烂涂，或为末掺之，其血即止。亦主吐血衄血，下血血痢，崩中经水不止，产后恶血不下，血运血痛，赤目痈肿，虎咬蛇伤诸病。"

《本草求真》："专入肝胃，兼入心大肠。又名山漆。时珍曰，或云能合金疮。如漆黏物也。"

《本草从新》："散血定痛，治吐血衄血，血痢血崩，目赤痈肿。"

【现代研究】

止血：在血管破损时三七中的三七素（$C_5H_8N_2O_5$）能促使血小板聚集变形，释放 ADP、血小板因子Ⅲ等物质，能明显缩短出血和凝血时间，从而达到良好的止血作用。

抗肿瘤：三七皂苷 Rh1 对癌细胞具有抑制作用，Rb1 对肿瘤感染患者具有保护作用；三七多糖可刺激巨噬细胞的吞噬功能，抑制肿瘤的生长。因此三七可直接杀伤肿瘤细胞并且能保护正常细胞。

活血：三七总皂苷具有活血作用，可扩张血管，增加冠状动脉和脑血管血流量，抗血小板聚集，降低血液黏稠度，抑制动脉粥样硬化，溶解已形成的血栓并抑制血栓的形成，改善血液循环，改善心肌和脑缺血状况。同时，三七还能降低动脉压，略减心率，增强心肌收缩力，减轻心脏负担，从而明显减少心肌耗氧量，起到抗心律失常的作用。中医学中以三七作为活血化瘀药物预防和治疗冠心病、心绞痛、心肌缺血及心律失常、脑血栓、脑出血等血液系统疾病取得显著疗效。

23. 丹参

【性味归经】苦，微寒。归心、心包、肝经。

【功能主治】丹参苦能泄降，寒能清热凉血，功擅活血祛瘀，故可用于血热瘀阻引起的多种病证。用于血热瘀滞，月经不调，闭经痛经，产后瘀阻腹痛，可与益母草、桃仁、红花等同用。用于血瘀气滞所致的心腹、胃脘疼痛，可与檀香、砂仁配伍，即丹参饮。用于癥瘕积聚，可与三棱、莪术、鳖甲等同用。用于风湿热痹，关节红肿疼痛，则可与忍冬藤、苍术、黄柏等清热通络药同用。

【用法用量】5～15g。酒炒可增强活血之功。有出血性疾病的患者慎用。反藜芦。

【古籍摘要】

《日华子本草》："养血定志，通利关脉，治冷热劳，骨节疼痛，四肢不遂，排胀止痛，生肌长肉，破宿血，补新生血，安生胎，落死胎，止血崩，带下，调妇人经脉不匀，血邪心烦，恶疮疥癣，瘿赘肿毒丹毒，头痛赤眼，热病犯闷。"

《滇南本草》："补心，生血，养心，定志，安神宁心，健忘怔忡，惊悸不寐。"

《本草便读》："功同四物，能祛瘀以生新；善疗风而散结。性平和而走血……味甘苦以调经，不过专通营分。丹参，虽有参名，但补血之力不足，活血之功有余，为调理血分之首药。其所以疗风痹、去结积者，亦血行风自灭，血行则积自行耳。"

【现代研究】

丹参能扩张冠脉，增加冠脉血流量，改善心肌缺血，促进心肌缺血或损伤的恢复，缩小心肌梗死范围；能提高耐缺氧能力，对缺氧心肌有保护作用；能改善微循环，促进血液流速；能扩张血管，降低血压；能改善血液流变性，降低血液黏度，抑制血小板和凝血功能，激活纤溶，对抗血栓形成；能保护红细胞膜；能调节血脂，抑制动脉粥样硬化斑块的形成。

丹参能保护肝细胞损伤，促进肝细胞再生，有抗肝纤维化作用；能促进骨折和皮肤切口的愈合；能保护胃黏膜，抗胃溃疡；对中枢神经有镇静和镇痛作用。

具有抗炎、抗过敏的作用：丹参对金黄色葡萄球菌、多种杆菌、某些癣菌以及钩端螺旋体等有不同程度的抑制作用。

24. 半夏

【性味归经】辛，温；有毒。归脾、胃、肺经。

【功能主治】燥湿化痰，降逆止呕，消痞散结。用于湿痰寒痰，咳喘痰多，痰饮眩悸，风痰眩晕，痰厥头痛，呕吐反胃，胸脘痞闷，梅核气；外治痈肿痰核。治湿痰喘急，止心痛：半夏不拘多少，香油炒，为末，粥丸梧子大。每服三五十丸，姜汤下（《丹溪心法》）。治诸呕吐，谷不得下者：

半夏一升，生姜半斤。上二味，以水七升，煮取一升半，分温再服（《金匮要略》小半夏汤）。治少阴病，咽中痛：半夏（洗）、桂枝（去皮）、甘草（炙）。上三味等份，各别捣筛已，合治之，白饮和，服方寸匕，日三服。若不能服散者，以水一升，煎七沸，纳散两方寸匕，更煮三沸，下火令小冷，少少咽之（《伤寒论》半夏散及汤）。

【用法用量】内服一般炮制后使用，3～9g。外用适量，磨汁涂或研末以酒调敷患处。不宜与川乌、制川乌、草乌、制草乌、附子同用；生品内服宜慎。

【古籍摘要】

《本经逢原》："半夏同苍术、茯苓治湿痰；半夏同瓜蒌、黄芩治热痰；半夏同南星、前胡治风痰；半夏同芥子、姜汁治寒痰。惟燥痰宜瓜蒌、贝母，非半夏所能治也。"

《名医别录》："主消心腹胸中膈痰热满结，咳嗽上气，心下急痛坚痞，时气呕逆，消痈肿，堕胎。"

《医学启源》："半夏治寒痰及形寒饮冷伤肺而咳，大和胃气，除胃寒，进饮食，治太阴痰厥头痛，非此不能除。《主治秘要》云：其用有四：燥脾胃湿一也。化痰二也。益脾胃之气三也。消肿散结四也。又云：除胸中痰涎。"

【现代研究】

镇咳作用：生半夏、姜半夏、明矾半夏的煎剂灌服，对电刺激猫喉上神经或胸腔注入碘液所引起的咳嗽有明显的抑制作用。服后30分钟生效，维持5小时以上，其作用机制系抑制咳嗽中枢所致，镇咳作用与可待因相似但较弱。

催吐和镇吐作用：生半夏及其未经高温处理的流浸膏有催吐作用，这与前人所说"生半夏，令人吐"相符。但生半夏粉剂经高温处理后，可除去催吐成分保留镇吐作用，其催吐作用与所含3,4-二羟基苯甲醛葡萄糖苷有关，因其苷元有强烈刺激性。其镇吐机理可能为抑制呕吐中枢所致，镇吐的成分可能与葡萄糖醛酸苷、生物碱及甲硫氨酸有关。

抗癌作用：半夏的稀醇或水浸出液对动物实验性肿瘤 S180、HCA、U14 和 Hela 细胞均有明显抑制作用；其所含的一种季铵生物碱——胡芦巴碱对小鼠肝癌（HCA）亦有明显抑制作用；β–谷甾醇及其类似物也有抑癌作用。实验研究表明，半夏蛋白、多糖、生物碱均有抗肿瘤的作用。

25. 香附

【性味归经】辛、微苦、微甘，平。归肝、脾、三焦经。

【功能主治】疏肝解郁，调经止痛，理气调中。治疗肝郁气滞胁痛、腹痛。本品主入肝经气分，芳香辛行，善散肝气之郁结，味苦疏泄以平肝气之横逆，故为疏肝解郁、行气止痛之要药。治肝气郁结之胁肋胀痛，多与柴胡、川芎、枳壳等同用，如柴胡疏肝散（《景岳全书》）；用治寒凝气滞、肝气犯胃之胃脘疼痛，可配高良姜用，如良附丸（《良方集腋》）；若治寒疝腹痛，多与小茴香、乌药、吴茱萸等同用；治气、血、痰、火、湿、食六郁所致胸膈痞满、脘腹胀痛、呕吐吞酸、饮食不化等，可配川芎、苍术、栀子等同用，如越鞠丸（《丹溪心法》）。治疗月经不调，痛经，乳房胀痛。本品辛行苦泄，善于疏理肝气，调经止痛，为妇科调经之要药。治月经不调、痛经可单用，或与柴胡、川芎、当归等同用，如香附归芎汤（《沈氏尊生书》）；若治乳房胀痛，多与柴胡、青皮、瓜蒌皮等同用。

【用法用量】煎服，6～9g。醋炙止痛力增强。

【古籍摘要】

《本草纲目》："利三焦，解六郁，消饮食积聚、痰饮痞满，胕肿腹胀，脚气，止心腹、肢体、头目、齿耳诸痛……妇人崩漏带下，月候不调，胎前产后百病。""乃气病之总司，女科之主帅也。"

《本草求真》："香附，专属开郁散气，与木香行气，貌同实异，木香气味苦劣，故通气甚捷，此则苦而不甚，故解郁居多，且性和于木香，故可加减出入，以为行气通剂，否则宜此而不宜彼耳。"

《本草正义》："香附，辛味甚烈，香气颇浓，皆以气用事，故专治气结为病。"

【现代研究】

对平滑肌作用：香附挥发油可松弛兔肠平滑肌，丙酮提取物可对抗乙酰胆碱、钾离子所致肠肌收缩。香附对组胺喷雾所致的豚鼠支气管平滑肌痉挛也有保护作用。

利胆：香附水煎液给麻醉大鼠十二指肠给药，可明显增加胆汁流量及胆汁中固体物含量。对 CCl_4 所致肝损伤大鼠的胆汁分泌也有明显的促进作用。

镇痛、抗炎：香附醇提取物能明显提高小鼠的痛阈，抑制角叉菜胶和甲醛引起的大鼠足肿胀。

26. 延胡索

【性味归经】辛、苦，温。归肝、脾经。

【功能主治】活血，利气，止痛。用于胸胁、脘腹疼痛，经闭痛经，产后瘀阻，跌仆肿痛。治小便尿血：延胡索一两，朴硝七钱半。为末，每服四钱，水煎服（《类证活人书》）。治跌打损伤：延胡索炒黄研细，每服一至二钱，开水送服，亦可加黄酒适量同服（《单方验方调查资料选编》）。治产后诸病（血污不净，产后血晕，腹满心梗，寒热不足，手足烦热等）：用延胡索炒后研细，每服二钱，酒送下，甚效。治疝气危急：玄胡索（盐炒）、全蝎（去毒，生用）等份。为末，每服半钱，空心盐酒下（《仁斋直指方》）。治产后恶露下不尽，腹内痛：延胡索末，以温酒调下一钱（《太平圣惠方》）。

【用法用量】煎剂：3～15g；丸、散：0.35～13.5g。外用：适量。

【古籍摘要】

《雷公炮炙论》："治心痛欲死。"

《本草纲目》："玄胡索能行血中气滞，气中血滞，故专治一身上下诸痛，用之中的，妙不可言。盖玄胡索能活血化气，第一品药也。"

《本草正》："产后血虚，或经血枯少不利，气虚作痛者，皆大非所宜。"

【现代研究】

止痛：以延胡索止痛片（延胡索、白芷），每服 6 片，日 3 次，5 天为

1疗程，治疗浅表性胃炎127例，结果显效率74.4%，总有效率94.4%。以醋制延胡索、广木香、郁金各等份研细末，温开水送服，每日15g，每日3次，治疗急慢性扭挫伤321例，其中腰部、胸背部及四肢急性挫伤153例，慢性扭挫伤168例，结果全部获愈。以延胡索醇浸膏片（可达灵）治各类冠心病575例，其中心绞痛424例，急性心肌梗死148例。心绞痛症状总有效率83.2%，显效率44.4%；心电图改善总有效率52.9%，显效率26.8%；急性心肌梗死的病死率从32.2%降低到14.1%。另有用单味延胡索粉治疗各种心律失常48例，总有效率为84%。

27. 枳壳

【性味归经】苦、酸、微辛，微寒。归肺、脾、胃、大肠经。

【功能主治】理气宽中，化痰消积。主治胸膈痞满，胁肋胀痛，痰滞咳嗽，食积不化，脘腹胀满，泻痢后重，肠风痔疾，脱肛，阴挺，风疹瘙痒。治五积六聚，不拘男妇老幼，但是气积，并皆治之：枳壳三斤，去穰，每个入巴豆仁一个。合定扎煮，慢火水煮一日，汤减再加热汤，勿用冷水，待时足汁尽去巴豆，切片晒干，勿炒，为末，醋煮面糊丸，梧子大。每服三四十丸，随病汤使（《秘传经验方》）。治伤寒呃噫：枳壳25g（去穰，麸炒黄），木香5g。上细末。每服5g，白汤调下。未知，再与（《普济本事方》）。治远年近日肠风下血不止：枳壳（烧成黑灰存性，为细末）25g，羊胫炭（为细末）15g。和令匀，用米饮一中盏，调下，空心腹，再服见效（《博济方》乌金散）。

【用法用量】内服：煎汤，5～9g；或入丸、散。外用：适量，煎汤洗或炒热熨。

【古籍摘要】

《本草图经》在枳实条下云："枳壳，今京西、江湖州郡皆有之，以商州者为佳。旧说七月、八月采者为实；九月、十月采者为壳。今医家多以皮厚而小者为枳实；完大者为壳。"

《本草衍义》曰："枳实、枳壳一物也。小则其性酷而速，大则其性详而缓。"

《本草纲目》："枳实、枳壳气味功用俱同，上世亦无分别。魏、晋以来，始分实、壳之用。"

【现代研究】

增加冠脉流量和肾血流量，降低心肌氧耗量：麻醉犬静脉灌注 $0.02 \sim 0.5mg/kg$，均呈升压效应，剂量大，升压明显。静脉灌注每分钟 $0.2mg/kg$，肾血流量增加 75%，尿量增加一倍。有很强的诱发心肌节律的作用，其强度与肾上腺素相当，而比多巴胺和辛弗林强。枳壳中所含的辛弗林为肾上腺素 α - 受体兴奋剂，对心脏 β - 受体也有一定的兴奋作用。其可收缩血管，产生升高血压的作用。

利尿作用：犬静脉注射枳实注射液和 N- 甲基酪胺都有明显增加尿量的作用，同时血压与肾血管阻力明显增高。其利尿作用可能是通过抑制肾小管重吸收等其他作用而产生。另有研究认为枳实通过强心收缩肾血管，增高滤过压而发挥排钠利尿作用。

对胃肠平滑肌的作用：枳实煎剂对小鼠离体肠管部分呈抑制作用，而兔离体肠管则全部表现抑制，此作用可被乙酰胆碱所拮抗。但给胃瘘及肠瘘的犬灌胃 100% 枳实后却有兴奋作用，能使胃肠运动收缩节律增加。给犬灌胃 100% 浓缩枳实液 1mL/kg，可见小肠消化间期综合肌电的周期和 I 相时程缩短，II 相时程延长，表明枳实有增强小肠平滑肌紧张程度和位相性收缩功能。

28. 甘草

【性味归经】甘，平。归心、肺、脾、胃经。

【功能主治】补脾益气，清热解毒，祛痰止咳，缓急止痛，调和诸药。主治脾胃虚弱，倦怠乏力，心悸气短，咳嗽痰多，脘腹、四肢挛急疼痛，痈肿疮毒，缓解药物毒性、烈性。用于心气虚，心悸怔忡，脉结代，以及脾胃气虚，倦怠乏力等。前者常与桂枝配伍，如桂枝甘草汤、炙甘草汤；后者常与党参、白术等同用，如四君子汤、理中丸等。用于痈疽疮疡、咽喉肿痛等，可单用，内服或外敷，或配伍应用。痈疽疮疡，常与金银花、连翘等同用，共奏清热解毒之功，如仙方活命饮；咽喉肿痛，常与桔梗同用，如桔梗汤。若农药、食物中毒，常配绿豆或与防风水煎服。用于气喘咳嗽，可单用，亦可配伍其他药物应用。如治湿痰咳嗽的二陈汤；治寒痰咳喘的苓甘五味姜辛汤；治燥痰咳嗽的桑杏汤；治热毒而致肺痈咳唾腥臭脓痰的桔梗汤；治咳唾涎沫的甘草干姜汤等。另风热咳嗽、风寒咳嗽、热痰咳嗽亦常配伍应用。

【用法用量】内服：煎汤，0.5～3钱；或入丸、散。外用：研末掺或煎水洗。反甘遂、大戟、芫花、海藻。

【古籍摘要】

《神农本草经》："味甘平。治五脏六腑寒热邪气，坚筋骨，长肌肉，倍力，金创肿，解毒。"

《名医别录》："无毒。主温中，下气，烦满，短气，伤脏，咳嗽，止渴，通经脉，利血气，解百药毒，为九土之精，安和七十二种石，一千二百种草。"

《日华子本草》："安魂定魂，补五劳七伤，一切虚损，惊悸、烦闷、健忘，通九窍，利百脉，益精养气，壮筋骨，解冷热。入药炙用。"

【现代研究】

抗炎和抗变态反应：甘草可缓解咳嗽，祛痰，治疗咽痛喉炎；甘草或甘草次酸有去氧皮质酮类作用，对慢性肾上腺皮质功能减退症有良好功效；甘草制剂能促进胃部黏液形成和分泌，延长上皮细胞寿命，有抗炎活性，常用于慢性溃疡和十二指肠溃疡的治疗；甘草的黄酮具有消炎、解痉和抗酸作用。

对消化系统的作用：除去甘草甜素的浸膏及甘草中黄酮苷类对大鼠实验性溃疡有明显保护作用。

肾上腺皮质激素样作用：甘草浸膏、甘草甜素及甘草次酸对健康人及动物都有促进钠、水潴留的作用。小剂量甘草甜素（每只100μg）能使大鼠胸腺萎缩及肾上腺重量增加，产生糖皮质激素可的松样作用；大剂量时则糖皮质激素样作用不明显，只呈现盐皮质激素样作用。

第二节　常用方剂

1.柴胡疏肝散

【出处】《证治准绳》引《医学统旨》方。

【组成】柴胡 6g，陈皮 6g，川芎 4.5g，香附 4.5g，枳壳 4.5g，芍药 4.5g，炙甘草 1.5g。

【功能主治】疏肝行气，活血止痛。用于肝气郁滞证，胁肋疼痛，胸闷喜太息，情志抑郁易怒，或嗳气，脘腹胀满，脉弦。

【方解】柴胡疏肝散证是肝气郁结，不得疏泄，气郁导致血滞，故见胁肋疼痛诸症。方用四逆散去枳实，加陈皮、枳壳、川芎、香附，增强疏肝行气、活血止痛之效，故服后肝气条达，血脉通畅，痛止而诸症亦除。

【名家论述】

《景岳全书》："柴胡、芍药以和肝解郁为主；香附、枳壳、陈皮以理气滞；川芎以活其血；甘草以和中缓痛。"

《谦斋医学讲稿》："本方即四逆散加川芎、香附和血理气，治疗胁痛，寒热往来，专以疏肝为目的。用柴胡、枳壳、香附理气为主，白芍、川芎和血为佐，再用甘草以缓之，系疏肝的正法，可谓善于运用古方。"

【现代研究】宋彩霞等认为，肝郁气滞血瘀是纤维肌痛综合征主要病机，将 48 例纤维肌痛综合征患者随机分为治疗组（柴胡疏肝散加味）和对照组（阿米替林），结果显示，总有效率治疗组 87.5%，对照组 79.2%（$P<0.05$）。

【煎服法】用水 220mL，煎至 180mL，空腹时服。

2.蠲痹汤

【出处】《医学心悟》。

【组成】羌活一钱，独活一钱，桂心五分，秦艽一钱，当归三钱，川芎七分，甘草（炙）五分，海风藤两钱，桑枝三钱，乳香（透明者）八分，木香八分。

【功能主治】祛风除湿，蠲痹止痛。通治风、寒、湿三气，合而成痹。

【方解】风痹，又名行痹、走注，指风寒湿邪侵袭肢节、经络，其中又以风邪为甚的痹证。"蠲"者，有免除之意，去之疾速也。本方有益气活血之功，气通则血活，血活则风散，服之可使风痹之证得以迅速免除，故名"蠲痹汤"。

【名家论述】

程钟龄："风气胜者，更加秦艽、防风。寒气胜者，加附子。湿气胜者，加防己、萆薢、苡仁。痛在上者，去独活加荆芥。痛在下者，加牛膝。间有湿热者，其人舌干喜冷，口渴溺赤，肿处热辣，此寒久变热也，去肉桂加黄柏三分。"

【现代研究】周海核等以益气温阳、温经散寒、祛痰散结为治法，以当归四逆汤加味拟温阳定痛蠲痹汤治疗原发性纤维肌痛综合征患者 102 例，结果显示与使用阿米替林或胺苯环庚烯的对照组相比，总有效率治疗组95.1%，对照组 68.0%（$P<0.05$），临床症状与体征改善情况亦具有统计学差异。

【煎服法】水煎服。

3. 温胆汤

【出处】《三因极一病证方论》。

【组成】半夏（汤洗七次）60g，竹茹 60g，枳实（麸炒，去瓤）60g，陈皮 90g，甘草（炙）30g，茯苓 45g。

【功能主治】化痰和胃，养心安神。治痰饮内阻，心神失养，惊恐失眠，头目眩晕。

【方解】本方证多因素体胆气不足，复由情志不遂、胆失疏泄、气郁生痰、痰浊内扰、胆胃不和所致。胆为清净之府，性喜宁谧而恶烦扰。若胆为邪扰，失其宁谧，则胆怯易惊、心烦不眠、夜多异梦、惊悸不安；胆胃不和，胃失和降，则呕吐痰涎或呃逆、心悸；痰蒙清窍，则可发为眩晕，甚至癫痫。治宜理气化痰，和胃利胆。方中半夏辛温，燥湿化痰，和胃止呕，为君药。臣以竹茹，取其甘而微寒，清热化痰，除烦止呕。半夏与竹茹相伍，一温一凉，化痰和胃，止呕除烦之功备。陈皮辛苦温，理气行滞，燥湿化痰；枳实辛苦微寒，降气导滞，消痰除痞。陈皮与枳实相合，亦为一温一凉，而理气化痰之力增。佐以茯苓，健脾渗湿，以杜生痰之源；煎加生姜、大枣调和脾胃，且生姜兼制半夏毒性。以甘草为使，调和诸药。

【名家论述】

汪昂《医方集解·和解之剂》："此足少阳、阳明药也，橘、半、生姜之辛温，以之导痰止呕，即以之温胆；枳实破滞；茯苓渗湿；甘草和中；竹茹开胃土之郁，清肺金之燥，凉肺金即所以平肝木也。如是则不寒不燥而胆常温矣。"

【现代研究】杨克勤认为，本病亦归"郁证"范畴，而湿、热、痰、瘀等致郁诸病理因素的产生与脾胃运化、输布气血津液的功能密切相关，故调理中焦脾胃为治疗郁证不可忽视的法则。研究选取 63 例原发性纤维肌痛综合征患者并随机分成治疗组（予温胆汤加减）和对照组（予普瑞巴林），结果显示，治疗组有效率 86.67%、对照组有效率为 60.00%（$P<0.05$），且治疗组治疗后痛点个数及疼痛程度均有改善，明显优于对照组（$P<0.05$）。

【煎服法】上锉为散。每服 12g。水一盏半，加生姜五片，大枣一枚，煎七分，去滓，食前服。现代用法：加生姜 5 片，大枣 1 枚，水煎服，用量按原方比例酌减。

4. 逍遥散

【出处】《太平惠民和剂局方》。

【组成】甘草（炙微赤）15g，当归（去苗，锉，微炒）30g，茯苓（去皮，白者）30g，芍药（白）30g，白术 30g，柴胡（去苗）30g。

【功能主治】疏肝养血，健脾和中。治肝郁血虚，五心烦热，或往来寒热，肢体疼痛，头目昏重，心悸颊赤，口燥咽干，胸闷胁痛，减食嗜卧，月经不调，乳房作胀，脉弦而虚者。

【方解】方中柴胡疏肝解郁；当归、白芍养血柔肝；白术、甘草、茯苓健脾养心；薄荷助柴胡以散肝郁；煨生姜温胃和中。诸药合用，可收肝脾并治，气血兼顾的效果。凡属肝郁血虚、脾胃不和者，皆可化裁应用。

【名家论述】

张秉成《成方便读》："夫肝属木，乃生气所寓，为藏血之地，其性刚介，而喜条达，必须水以涵之，土以培之，然后得遂其生长之意。若七情内伤，或六淫外束，犯之则木郁而病变多矣。此方以当归、白芍之养血，以涵其肝；苓、术、甘草之补土，以培其本；柴胡、薄荷、煨生姜惧系辛散气升之物，以顺肝之性，而使之不郁。如是则六淫七情之邪皆治，而前症岂有不愈者哉。本方加丹皮、黑山栀各一钱，名加味逍遥散。治怒气伤肝，血少化火之证。故以丹皮之能入肝胆血分者，以清泄其火邪。黑山栀亦入营分，能引上焦心肺之热，屈曲下行，合于前方中自能解郁散火，火退则诸病皆愈耳。"

【现代研究】田君明等根据纤维肌痛综合征临床症状特点，认为属中医学"周痹""气痹"范畴，并依据相关古代中医典籍对其的病机分析，提出肝郁脾虚、气机郁滞、血行痹阻为主要病机，选用疏肝解郁、益气健脾、养血柔肝的经典方剂逍遥散加减进行治疗，亦取得理想疗效，并具有收效快、无毒副作用等特点。

【煎服法】每服 6g，用水 300mL，加烧生姜 1 块切破，薄荷少许，同煎至 210mL，去滓热服，不拘时候。

5. 血府逐瘀汤

【出处】《医林改错》卷上。

【组成】当归 9g，生地黄 9g，桃仁 12g，红花 9g，枳壳 6g，赤芍 6g，柴胡 3g，甘草 3g，桔梗 4.5g，川芎 4.5g，牛膝 10g。

【功能主治】活血祛瘀，行气止痛。治上焦瘀血，头痛胸痛，胸闷呃逆，失眠不寐，心悸怔忡，瘀血发热，舌质暗红，边有瘀斑或瘀点，唇暗或两目暗黑，脉涩或弦紧；妇人血瘀经闭不行，痛经，肌肤甲错，日晡潮热；以及脱疽、白疙，眼科云雾移睛、青盲等目疾。

【方解】方中桃仁、红花、当归、川芎、赤芍活血祛瘀；当归、生地黄养血化瘀；柴胡、枳壳疏肝理气；牛膝破瘀通经，引瘀血下行；桔梗开肺气，引药上行；甘草缓急，调和诸药。共奏活血调气之功。

【名家论述】

唐宗海《血证论》卷八："王清任著《医林改错》，论多粗舛，惟治瘀血最长。所立三方，乃治瘀血活套方也。一书中惟此汤歌诀，血化下行不作痨句，颇有见识。凡痨所由成，多是瘀血为害，吾于血症诸门，言之纂祥，并采此语为印证。"

【现代研究】李国庆应用血府逐瘀汤加减，治疗服用各类止痛及抗抑郁西药无效纤维肌痛综合征患者共 21 例，其中治愈 4 例，好转 6 例（显效 2 例，有效 4 例），无效 11 例。使用中药起效时间最短为 1 天，最长 14 天，平均 6 天；维持治疗时间 2 ～ 12 周，平均维持时间 7 周。

【煎服法】水煎服。

6. 身痛逐瘀汤

【出处】《医林改错》卷下。

【组成】秦艽 3g，川芎 6g，桃仁 9g，红花 9g，甘草 6g，羌活 3g，没药 6g，当归 9g，灵脂 6g（炒），香附 3g，牛膝 9g，地龙 6g（去土）。

【功能主治】活血祛瘀，祛风除湿，通痹止痛。治瘀血夹风湿，经络痹阻，肩痛、臂痛、腰腿痛，或周身疼痛，经久不愈者。

【方解】本方以川芎、当归、桃仁、红花活血祛瘀；牛膝、五灵脂、地龙行血舒络，通痹止痛；秦艽、羌活祛风除湿；香附行气活血；甘草调和诸药。共奏活血祛瘀、祛风除湿、蠲痹止痛之功。若微热，加苍术、黄柏；若虚弱，加黄芪 30 ～ 60g。

【名家论述】

王清任《医林改错》："凡肩痛、臂痛、腰疼、腿疼，或周身疼痛，总名曰痹症。明知受风寒，用温热发散药不愈，明知有湿热，用利湿降火药无功，久而肌肉消瘦，议论阴亏，遂用滋阴药，又不效。至此便云：病在皮脉，易于为功，病在筋骨，实难见效。因不思风寒湿热入皮肤，何处作痛。入于气管，痛必流走；入于血管，痛不移处。如论虚弱，是因病而致虚，非因虚而致病。总滋阴，外受之邪，归于何处？总逐风寒，去湿热，已凝之血，更不能活。如水遇风寒，凝结成冰，冰成风寒已散。明此义，治痹症何难。"

【现代研究】王晓东等总结张凤山教授治疗纤维肌痛综合征经验，认为本病属郁痹证，多因情志不遂，导致肝气郁结、气郁血瘀、痹阻经络而成。临床治疗中常以"通"字立法，以疏肝解郁、行气活血、通络定痛为治疗大法。用身痛逐瘀汤合越鞠丸治疗纤维肌痛综合征，取得了良好疗效。

【煎服法】水煎服。

7. 柴胡桂枝汤

【出处】《伤寒论》。

【组成】桂枝（去皮）4.5g，黄芩4.5g，人参4.5g，甘草（炙）3g，半夏7.5g，芍药4.5g，大枣（擘）6枚，生姜4.5g，柴胡12g。

【功能主治】解表和里。主伤寒六七日，发热微恶寒，支节烦痛，微呕，心下支结，表证未解者。

【方解】太阳病转属少阳柴胡证，外证未去则与柴胡桂枝汤。假设表证未去，当然亦有用柴胡、麻黄的合方机会，不过依据经验则以柴胡与葛根汤合用的机会较多。外感重症往往于发病之初即常见柴胡葛根汤方证。可见太少并病，或合病，均有用以上合方的机会。无论柴胡桂枝汤，或柴胡葛根汤，若口舌干燥者，均宜加石膏。又由于本条有支节烦疼之治，则本方可用于治疗急性风湿性关节炎。

【名家论述】

柯韵伯《伤寒来苏集》："桂、芍、甘草，得桂枝之半；柴、参、芩、夏，得柴胡之半；姜、枣得二方之半，是二方合并非各半也。故取桂枝之半，以解太阳未尽之邪；取柴胡之半，以解少阳之微结；凡口不渴，身有微热者，当去人参。此以六七日来，邪虽不解，而正气已虚，故用人参以和之也。外证虽在，而病机已见于里，故方以柴胡冠桂枝之前。为双解两阳之轻剂。"

【现代研究】熊源胤等将64例原发性纤维肌痛综合征患者随机分为治疗组和对照组各32例，治疗组采用柴胡桂枝汤治疗，对照组采用阿米替林治疗。研究结果显示治疗后两组症状均较治疗前有好转（$P<0.01$），治疗组

的疗效较对照组显著（P<0.05）。证明柴胡桂枝汤治疗纤维肌痛综合征疗效确切，能够显著改善患者的疼痛及精神症状。

【煎服法】上药九味，用水 700mL，煮取 300mL，去滓温服 100mL。

8.归脾汤

【出处】《正体类要》。

【组成】白术 3g，当归 3g，白茯苓 3g，黄芪（炙）3g，龙眼肉 3g，远志 3g，酸枣仁（炒）3g，木香 1.5g，甘草（炙）0.9g，人参 3g。

【功能主治】益气补血，健脾养心。

【方解】方中以参、芪、术、甘草温补气健脾；当归、龙眼肉补血养心；酸枣仁、茯苓、远志宁心安神；更以木香理气醒脾，以防补益气血药腻滞碍胃。组合成方，心脾兼顾，气血双补。

【名家论述】

汪昂《医方集解》："此手少阴、足太阴药也。血不归脾则妄行，参、术、黄芪、甘草之甘温，所以补脾；茯神、远志、枣仁、龙眼之甘温酸苦，所以补心。心者，脾之母也。当归滋阴而养血，木香行气而舒脾，既以行血中之滞，又以助参、芪而补气。气壮则能摄血，血自归经，而诸症悉除矣。"

【现代研究】冯而标等将 50 例抑郁相关性失眠患者随机分为 A、B 两组，其中 A 组患者使用归脾汤加减进行治疗，B 组仅使用西药进行治疗。治疗后两组疗效评价显示使用归脾汤加减患者治疗有效率为 96.0%，高于口服西药患者治疗有效率 72.0%（P < 0.05）；治疗后应用归脾汤组各类症状缓解时间明显少于服用西药组患者（P < 0.05）。证明归脾汤加减用于治疗抑郁相关性失眠疗效显著，可有效改善患者晚间夜不能寐、白日困倦思睡等临床症状。归脾汤配伍其他药物能有效发挥其补益气血、健脾养心及宁心安神的作用。相较于西药来说，药物疗效显著，远期治疗效果好且复发率低，药物治疗安全性高。可有效发挥安神助睡眠之功效，有效改善患者预后情况并提高生活质量。

【煎服法】加生姜、大枣，水煎服。

9. 升阳益胃汤

【出处】《内外伤辨惑论》。

【组成】黄芪 60g，半夏（汤洗，脉涩者用）30g，人参（去芦）30g，甘草（炙）30g，独活 15g，防风 15g，白芍 15g，羌活 15g，橘皮 12g，茯苓（小便利，不渴者勿用）9g，柴胡 9g，泽泻（不淋勿用）9g，白术 9g，黄连 3g。

【功能主治】治脾胃虚弱，湿热滞留中焦，怠惰嗜卧，四肢不收，体重节肿，口苦舌干，饮食无味，食不消化，大便不调，小便频数；兼见肺病，洒淅恶寒，惨惨不乐，面色恶而不和者。

【方解】方中人参、黄芪、白术、甘草补益脾胃之气；柴胡、防风、羌活、独活升举清阳，祛风除温；半夏、陈皮、茯苓、泽泻、黄连除湿清热。诸药合用，共奏益气升阳、清热除湿之功。

【名家论述】

喻嘉言《医门法律》："升阳益胃者，因其人阳气遏郁于胃土之中，胃虚不能升举其阳，本《内经》火郁发之之法，益其胃以发其火也。升阳方中，半用人参、黄芪、白术、甘草益胃，半用独活、羌活、防风、柴胡升阳。复以火本宜降，虽从其性而升之，不得不用泽泻、黄连之降，以分杀其势，制方之义若此。"

【现代研究】张俊莲等根据李东垣"内伤脾胃，百病由生"理论，以益气升阳法治疗纤维肌痛综合征，选取升阳益胃汤作为代表方剂，在临床治疗中获得满意疗效。

【煎服法】上为粗末，每服 9g，加生姜 5 片，大枣 2 枚，用水 450mL，煎至 150mL，去滓，早饭、午饭之间温服。

10. 天王补心丹

【出处】《校注妇人良方》。

【组成】人参（去芦）15g，茯苓 15g，玄参 15g，丹参 15g，桔梗 15g，远志 15g，当归（酒浸）30g，五味子 30g，麦冬（去心）30g，天冬 30g，柏子仁 30g，酸枣仁（炒）30g，生地黄 120g。

【功能主治】补心安神，滋阴清热。主治阴亏内热，心神不宁证。虚烦少寐，心悸神疲，梦遗健忘，大便干结，口舌生疮。

【方解】方中生地黄滋肾阴、养心血，为君药；玄参助生地黄壮水以制火，天冬、麦冬养肺阴以滋水之上源，丹参、当归补心血，人参、茯苓益心气，柏子仁、远志宁心安神，共为臣药；五味子、酸枣仁敛心气，安心神，为佐药；桔梗载药上行，朱砂为衣，取其入心以安神，共为使药。诸药合用，共成滋阴养血补心神之功。

【名家论述】

李中梓（《摄生秘剖》）："心者神明之官也，忧愁思虑则伤心，神明受伤则主不明而十二官危，故健忘怔忡；心主血，血燥则液枯，故大便不利，舌为心之外候，心火炎上，故口舌生疮。是丸以生地为君者，取其下入足少阴以滋水主，水盛可以伏火；况地黄为血分之要药，又能入手少阴也。枣仁、远志、柏仁养心神者也；当归、丹参、玄参生心血者也；二冬助其津液；五味收其耗散；参、苓补其气虚；以桔梗为使者，欲载诸药入心，不使之速下耳。"

【现代研究】刘英纯等结合其临床治疗纤维肌痛综合征的实践经验，应用天王补心丹合地黄汤加减治疗肝肾阴虚证的患者，具有显著疗效。

【煎服法】制法：上药为末，炼蜜为丸，如梧桐子大，用朱砂为衣。每服20～30丸，临卧时用竹叶汤服。

11. 独活寄生汤

【出处】《备急千金要方》。

【组成】独活9g，桑寄生6g，杜仲6g，牛膝6g，细辛6g，秦艽6g，茯苓6g，桂心6g，防风6g，川芎6g，人参6g，甘草6g，当归6g，芍药6g，干地黄6g。

【功能主治】祛风湿，止痹痛，补肝肾，益气血。主肝肾两亏，气血不足之痹证。腰膝冷疼痛，肢节屈伸不利，或麻木不仁，畏寒喜温，心悸气短。

【方解】方中独活、秦艽、防风、细辛祛风除湿，散寒止痛；杜仲、牛膝、寄生补肝肾，强筋骨，祛风湿；当归、地黄、白芍、川芎养血和血；人参、茯苓、甘草补气健脾；桂心温通血脉。诸药合用，共奏祛风湿、止痹痛、补肝肾、益气血之功。

【名家论述】张璐《千金方衍义》："风性上行，得湿黏滞，则留着于下，而为腰脚痹重，非独活、寄生无以疗之。辛、防、秦艽、独活之助，牛膝、杜仲、寄生之佐，桂、苓、参、甘以补其气，川芎、芍、地以滋其血，血气旺而痹着开矣。"

【现代研究】刘惠霞总结乔富渠教授治疗纤维肌痛综合征经验，对于肝肾不足证患者选用独活寄生汤加减，获得较好疗效。

【煎服法】上十五味，㕮咀。以水 1L，煮取 300mL，分两次服。

12. 桂枝芍药知母汤

【出处】《金匮要略》。

【组成】桂枝 12g，芍药 9g，甘草 6g，麻黄 12g，生姜 15g，白术 15g，知母 12g，防风 12g，附子（炮）10g。

【功能主治】通阳行痹，祛风逐湿，和营止痛。清热，散寒，通络，活血，补虚。主诸肢节疼痛，身体尪羸，脚肿如脱，头眩短气，温温欲吐，风毒肿痛，憎寒壮热，渴而脉数；痘疮将欲成脓而不能十分贯脓，或过期不结痂。

【方解】方中麻黄、桂枝祛风通阳，白术、防风祛风除湿，芍药、知母养阴清热；附子温经散寒止痛；生姜、甘草和胃调中。全方合用有通阳行痹、散风化湿之效。

【名家论述】沈明宗《沈注金匮要略》："此久痹而出方也，乃脾胃肝肾俱虚，足三阴表里皆痹，难拘一经主治，故用桂枝、芍药、甘、术调和营卫，充益五脏之元；麻黄、防风、生姜开腠行痹而驱风外出；知母保肺清金以使治节；经谓风、寒、湿三气合而为痹，以附子行阳燥湿除寒为佐也。"

【现代研究】陈宇运用桂枝芍药知母汤治疗本病患者 34 例，其中显效 11 例，有效 18 例，无效 5 例，总有效率 85.29%。疗程最短者 7 天，最长者 30 天，平均 13.8 天。

【煎服法】上九味，以水 700mL，煮取 210mL，每次温服 70mL，日三服。

13.柴胡加龙骨牡蛎汤

【出处】《伤寒论》。

【组成】柴胡 12g，龙骨 4.5g，黄芩 4.5g，生姜 4.5g，铅丹 4.5g，人参 4.5g，桂枝（去皮）4.5g，茯苓 4.5g，半夏 6g，大黄 6g，牡蛎（熬）4.5g，大枣（擘）6 枚。

【功能主治】和解清热，镇惊安神。主伤寒往来寒热，胸胁苦满，烦躁惊狂不安，时有谵语，身重难以转侧。

【方解】柴胡、桂枝、黄芩和里解外，以治寒热往来、身重；龙骨、牡蛎、铅丹重镇安神，以治烦躁惊狂；半夏、生姜和胃降逆；大黄泻里热，和胃气；茯苓安心神，利小便；人参、大枣益气养营，扶正祛邪。共成和解清热、镇惊安神之功。

【名家论述】

黄元御《长沙药解》："甲木逆冲，是以胸满。相火升炎，故心烦而语妄。水泛土湿，故身重而便癃。大枣、参、苓，补土而泻水，大黄、柴、桂，泻火而疏木，生姜、半夏，下冲而降浊，龙骨、牡蛎、铅丹，敛魂而镇逆也。龙骨蛰藏闭涩之性，保摄精神，安惊悸而敛疏泄，凡带浊遗泄，崩漏吐衄，一切失精亡血之证皆医，断鬼交，止盗汗，除多梦，敛疮口，涩肠滑，收肛脱。白者佳，煅，研细用。"

【现代研究】程晓春运用柴胡加龙骨牡蛎汤加减治疗本病 41 例，治愈 8 例，显效 24 例，有效 8 例，无效 2 例；治愈率 19.05%，总有效率 95.24%。

参考文献

[1] 王国强.全国中草药汇编 [M].北京：人民卫生出版社，2014.

[2] 南京中医药大学.中药大辞典 [M].上海：上海科学技术出版社，2006.

[3] 国家中医药管理局《中华本草》编委会.中华本草 [M].上海:上海科技出版社,1998.

[4] 宋彩霞,高媛.柴胡疏肝散加味治疗纤维肌痛综合征 48 例 [J].山东中医药大学学报,2013,37(4):311-312.

[5] 周海核,王寅,郭凤阳,等.温阳定痛蠲痹汤加减治疗原发性纤维肌痛综合征 102 例 [J].河北中医药学报,2011,26(4):20-21.

[6] 杨克勤.温胆汤加减治疗原发性纤维肌痛综合征的临床探讨 [J].中外医疗,2016,35(2):178-180.

[7] 田君明,周红海,罗捷.逍遥散加减治疗纤维肌痛综合征临床体会 [J].广西中医药,2013,36(1):41-42.

[8] 李国庆.血府逐瘀汤加减治疗纤维肌痛综合征 21 例 [J].中国医学创新,2011,8(9):141-142.

[9] 王晓东,于慧敏.张凤山教授治疗纤维肌痛综合征经验 [J].中医药信息,2012,29(3):51-53.

[10] 熊源胤,李建武,李勇.柴胡桂枝汤治疗原发性纤维肌痛综合征 32 例临床观察 [J].风湿病与关节炎,2012,1(2):43-44,64.

[11] 冯而标,黄瑞聪.归脾汤加减治疗抑郁相关性失眠的临床观察 [J].中医临床研究,2014,6(21):18-20.

[12] 张俊莲,赵晓华,陈婧.益气升阳法治疗纤维肌痛综合征探讨 [J].新中医,2012,44(10):150-151.

[13] 刘英纯,裴慧,胡心愿.纤维肌痛综合征从肝论治浅析 [J].陕西中医,2006,27(5):574-575.

[14] 刘惠霞,乔富渠.乔富渠诊治纤维肌痛症的经验 [J].陕西中医,2010,31(10):1379,1401.

[15] 陈宇,周金福,金勇.桂枝芍药知母汤治疗肌纤维疼痛综合征 34 例疗效观察 [J].云南中医中药杂志,2008,29(3):26-27.

[16] 程晓春.柴胡加龙骨牡蛎汤加减治疗纤维肌痛综合征 42 例 [J].四川中医,2011,29(8):103-104.

第七章

纤维肌痛综合征的
护理与调摄

第一节 预 防

1. 避免病情加重的因素：调畅情志，避免寒冷潮湿环境，防治躯体和精神疲劳，提高睡眠质量，适当适度地进行锻炼。

2. 树立战胜病痛的信心，保持平衡心理，克服焦虑紧张情绪。

3. 积极锻炼身体，增强体质。

第二节 护 理

1. 生活起居

注意调节患者生活环境，防止潮湿、寒冷，保持室内空气新鲜，根据气候变化适当保温，温度适宜。日常起居应避风寒、慎起居、防劳累，饮食宜多食蔬菜水果及高蛋白食物。注意保持床铺的清洁和平整，衣被宜柔软，注意睡眠卫生。疼痛甚者，可将每日煎服的中药渣加水再煎，以熏洗、外敷痛处或配合针灸、理疗等外治疗法。

2. 健康教育

对纤维肌痛综合征患者进行健康教育可大大改善患者疼痛、睡眠障碍和疲乏感，增强自信心，提高生活质量。本病病程较长，患者不容易坚持治疗，向患者介绍本病的病因、发病机制、治疗计划和预后，可减轻对预后的担心，提高控制疼痛和疲劳的自信心。可营造医患之间相互沟通交流的融洽氛围，在相对宽松环境中有充分时间深入、全面了解患者病程进展、个人特性、心理状态、家庭生活、工作环境、人际关系、经济状况等，准确、详尽、持续、严谨、规范地进行健康教育，帮助患者理解如何对付疼痛和改善生活质量，使患者树立战胜疾病的信心，主动配合和参与治疗。要对患者说明坚持治疗的重要性，鼓励患者自我锻炼，肢体常活动，局部多按摩。腰背痛发作严重的患者应适当休息，如卧位时可使身体消除压力、减少张力、松弛肌肉，使疼痛缓解，积极参加体育锻炼，坚持每日散步、游泳、骑车等有助病情恢复。

3. 心理护理

纤维肌痛综合征病情的迁延性对患者身心影响极大，尤其要注意心理护理，注意了解患者来自自身、家庭及社会的各种压力和苦恼，讲解这些应激刺激对慢性疼痛和疲劳所带来的不良作用，帮助患者减轻这些已存在的应激因素。使其正确对待慢性疾病的影响，对辅助患者康复有很大帮助。张煜新等发现情绪状态对健康的重要性越来越为人们所关注，医学心理学家的一系列研究进展已使我们认识到心理干预在临床上占据重要地位。人的身体和心理健康与疾病，不仅与自身的躯体因素有关，而且也与人的心理活动和社会因素有密切联系。临床实践和心理学研究证明，有害的物质因素能够引起人的躯体疾病与心理疾病，有害的心理因素也能引起人的身心疾病，这与中医情志是引起疾病因素之一的观点相吻合。在治疗纤维肌痛综合征的疼痛时，应对患者进行心理辅导，使患者了解到此病不会危及生命，不会造成关节畸形和破坏；消除紧张情绪，帮助患者改变生活模式。Devi 等观察到，参与配合心理干预的纤维肌痛综合征患者生活质量明显改善，"自我效能"明显增强，压痛点疼痛明显减少。

4. 疼痛护理

近几年来疼痛护理越来越被重视和关注，疼痛已被作为第五生命体征来评估与处理。耐心倾听患者的主诉，采用 0～10 疼痛程度数字评分法进行评估，准确记录疼痛的部位、性质、程度、持续时间及有无伴随症状等。

参考文献：

[1]Winfried Hauser MD，Frederick Wolfe，Thomas Tolle，et al.The role of antidepressants in the management of fibromyalgia syndrome[J].CNS Drugs，2012，26（4）：297-307.

[2]Pfeiffer A，Thompson JM，Nelson A，et al. Effects of a 1.5-day multidisciplinary outpatient treatment program for fibromyalgia：a pilot study[J].Am J Phys Med Rehab，2003，82（3）：186-191.

[3] 张煜新，邢增东，黄卫红，等. 心理干预对推拿治疗纤维肌痛综合征疗效的影响 [J]. 广州中医药大学学报，2009，26（1）：20-23.

[4]Nampiaparampil Devi，Shmerling Robert.A review of fibromyalgia[J]. Am J Manag Care，2004，10（11 Pt 1）：794-800.

[5] 李漓，刘雪琴. 护士疼痛知识掌握情况的调查 [J]. 护理研究，2003，17（11）：633-635.

第八章

医案医话

第一节 古代医案

1. 刘完素（1110—1200）医案

古籍《素问病机气宜保命集》记载治妇人筋骨痛，及头痛脉弦，憎寒如疟，宜服风六合汤，四物汤四两，加羌活、防风各一两。

2. 朱丹溪医案（1281—1358）

孙文垣治程参军，年六十四，向以乏嗣，服下元药太多，冬月单立溪边，督工受寒，致筋骨疼痛，肩井、缺盆、脚膝、跟踝及骨节动处，皆红肿而痛，卧床三年。或认为虚、为寒、为风、为湿，百治不效，腿间大肉尽消，惟骨节合处肿大而痛。脉之弦涩有力，知为湿热痰火被寒气凝滞，固涩经络也。所喜目中精神尚在，胃气未全损。其小便在器，少顷则澄结为砂，色红而浊。两膝下及脚趾，皆生大疮，疮靥如靴钉状，皆由向服春方所致。为先逐经络凝滞，然后健脾消痰，俾新痰不生，血气日长，后以补剂收功，斯得也。以新取威灵仙一斤，装新竹筒中，入烧酒二斤，塞筒口，刮去青皮，重汤煮三炷官香为度，取出晒干为末，用竹沥打糊为丸，桐子大，早晚酒送一钱，日服二次。五日后，大便去稠黏痰积半桶，肿痛减大半。改以人参、石斛、苍术、黄柏、薏仁、苍耳子、牛膝、乌药叶、龟板、红花、犀角、木通，煎服二十帖，又用前末药服三日，又下痰积如前之半。仍以前药服半月，又服末药三日，腹中痰渐少。乃以虎骨、晚蚕砂、苍术、黄柏、丹参、杜仲、牛膝茎叶、薏仁、红花、五加皮、苍耳子、龟板，酒打糊为丸，梧子大，每空心服七八十丸，外以丹溪保和丸，食后服，半年痊愈。

3. 孙一奎（1522—1619）医案

（1）孙一奎《孙文垣医案·新都治验》中"族侄孙君实周痹"一案，可谓凭脉辨证之典范。

族侄孙君实，壮年，患遍身筋骨疼痛，肢节肿痛。其痛极，状如虎啮，大小便起止，非三五人不能扶，诸痛处热如火燎，食饮不入，呻吟床褥，已经二候。有以疏风之剂投者，不应；又以乳香、没药活血止痛之剂投者，亦不应。延余诊治，六脉浮紧而数。予曰：此周痹也。势甚恶，俗名"白虎历节风"，乃湿热所致。丹溪云：肿属湿，热属火，火性速，故痛暴猛若此。以生地、红花、酒芩、酒连、黄柏、秦艽、防风、羌活、独活、海桐皮、威灵仙、甘草，四剂而痛减大半。再加赤芍药、当归、苍耳子、薏苡仁，减去独活、秦艽，又八剂痊愈。

按：患者遍身筋骨疼痛，痛处肿热，状如虎啮，前医用疏风、活血止痛等剂不应，孙氏凭脉浮紧而数，断为湿热所致之周痹。运用羌活、独活、秦艽、防风以胜其湿，稍佐生地黄、当归、赤芍、红花以和其气血，黄芩、黄连、黄柏以清其热。方药主次分明，深合理法。

（2）王祖泉乃眷，朝饭后稍寒，恶风发热，遍身疼痛，汗大出不止，口中热，腹中不知饿，小水短，六脉皆涩。以白芍药五钱，白术二钱，桂皮、黄芩各一钱，甘草八分。二帖而汗止，寒热除，减去白术，加当归而遍身痛止。

4. 李时珍（1518—1593）医案

《续名医类案》卷十三，记载治疗痛痹："一男子肢节肿痛，脉迟而数，此湿热之症。以荆防败毒散加麻黄，二剂痛减半。以槟榔败毒散，四剂肿亦消。更以四物汤加二术、牛膝、木瓜，数剂而愈。"

6. 李中梓（1588—1655）医案

李士材治盐贾叶作舟。遍体疼痛，尻髀皆肿，足膝挛急……经云寒则筋急血瘤，则无以荣筋，断痛痹也。以十全大补加秦艽、羌活，一日而安。

7. 冯楚瞻（1644—不详）医案

冯楚瞻治唐某，患左足左手骨节疼痛，势如刀割，旦夕呼号，既而移至右手右足皆遍矣。或用祛风活络之剂不效。见其口燥咽干，误作流火，投以凉剂，幸而吐出。神气疲困，六脉洪弦，此气血久虚，筋骨失养，将成瘫痪之候。惟宜大用熟地、当归、白芍，养血为君；银花、秦艽，少借风势以达药力于筋骨为臣；牛膝、续断、杜仲，以调筋骨为佐；更用桂枝、松节，以鼓舞药性，横行于两臂为引；再用参、术以固中培元。调理半月，渐瘳。后以生脉饮，送八味丸加牛膝、杜仲、鹿茸、五味子各四五钱，日中仍服前剂，始能步履。更以大补气血，强筋壮骨之药，以收全功。未几，其室人因日夜忧劳，亦患是症，六脉沉微，右手足疼痛，既而不流于左，而竟攻之于里，胸脘痞闷恶心，疼痛欲绝。知为内伤日久，寒邪不为外达，直中阴分，宜急温之。以人参、白术各五钱，肉桂、附子各二钱，浓煎，徐徐温服。次日脉少起，胸中病痛闷大减，身有微热，左亦略疼，此阳气还表，寒邪欲外散之机也。照方再服，内症渐平。惟手足之痛尚在，然亦不甚，以参、术补中为君，归、芍养血为臣，杜仲、续断、牛膝、秦艽、桂枝，舒筋活络为佐，全愈。夫痛风止有五痹，皮痹、脉痹、肌痹、骨痹、筋痹，未闻有脏腑之痹也。然经曰：寒气胜者为痛痹。又曰：其留连筋骨间者疼久，其留皮肤间者易已，其入脏者死。可不慎欤！

8.叶天士（1666—1745）医案

石，脉数右大，湿渐化热，灼及经络，气血交阻，而为痹痛。阳邪主动，自为游走，阳动化风，肉腠浮肿，俗谚称为"白虎历节"之谓。川桂枝、木防己、杏仁、生石膏、花粉、郁金。

第二节　现代医案

1.孔伯华医案

（1）姜妇　五月十二日

湿入经络，关节不利，气为湿郁，下注腿部而为痛楚，六脉弦大而数，当清通渗化，以利关节。方用桑寄生30g，丝瓜络5g，盐知母9g，威灵仙9g，络石藤9g，伸筋草9g，乳香3g，木瓜9g，乌药9g，夜神木9g，盐川柏9g，独活3g，川牛膝9g，橘核9g，益元散（布包）12g。

（2）何女　六月初六日

湿困经络已久，遂发痛痹，腰酸腿疼，膝关节疼剧，行路不便，脉滑数，舌苔白腻，亟宜清通渗化，导湿导络。方用桑寄生30g，滴乳香6g，知母 9g，川黄柏 9g，大腹皮 6g，茯苓皮 12g，茯神木 9g，威灵仙 9g，猪苓 9g，龙胆草 6g，宣木瓜 9g，炒秫米 12g，泽泻 9g，川牛膝 9g，炒橘核 12g，滑石块 12g，防己 6g，车前子（布包）9g。

（3）李男　七月十三日

湿热痛痹，病在肌肤及筋络，近兼邪袭，故又头痛。痹久春秋易发，腰部尤甚，舌苔白腻，口渴，湿热之征也。脉弦滑而数大，当清渗达络之法。方用云苓皮 12g，知母 9g，生石膏（研，先煎）15g，滑石块 12g，桑寄生 18g，炒秫米 12g，地龙 9g，威灵仙 9g，旋覆花（布包）5g，法半夏 9g，菊花 12g，代赭石 5g，川黄柏 6g，鲜荷叶 1 个，金毛狗脊 9g。

2. 刘渡舟医案

杨某，女，28 岁。患者四肢与后背呈现游走性疼痛，按之不可得，两手掌鱼际部肌肉已见萎缩并有麻木感。饮食日减，厌食荤腥，并且口咽发干，不欲多饮，二便尚可。月经提前，量少，月经来潮则心烦不安。其面颊绯红，舌质红苔薄黄，脉大而软不任按。此证由于胃液不足，而使胃气失调，故饮食日减，口咽发干。由于饮食少，津液亏，则不能化生营血。营血一虚则不能养肝，而使风阳发动，风阳走于肢体，消灼津液，则肌肉萎缩而游走作痛。经期则使血更虚，无以节制阳气，所以心烦而不安。治以滋养胃液，柔肝息风为法。玉竹 30g，石斛 30g，白芍 12g，生地黄 12g，麦冬 12g，胡麻 10g，甘草 6g，钩藤 10g，石决明 30g，何首乌 10g。此方前后共服 30 余剂，而胃开能食，疼痛减轻，手掌鱼际肌肉渐长，诸症皆安。

3. 张炳厚医案

（1）患者，女，69 岁。肩背肌肉疼痛难忍，遇寒饮冷、食酸稍过、过食油腻，甚过食面食则胃脘胀痛，每逢胃脘胀痛时肩背肌肉疼痛必然加重，夜间烦热汗出，舌常热痛，口疮迭起，舌质红、无苔，脉细数、关脉浮弦。X 线片提示：颈椎病。曾以针灸、按摩、内服中西药物久治罔效。综观脉证，辨证为胃肾阴虚，阳明气火有余，肌肉无主。法宜滋补胃肾，降火通络。投以玉女煎加味：熟地黄、麦冬各 20g，生石膏、牛膝、络石藤、桑枝各 15g，生蒲黄、五灵脂、知母、生甘草各 10g，黄连 6g。服药 7 剂后，烦热盗汗、舌痛、肩背疼痛减轻，余症消失。继服上药 50 余剂，背痛明显减轻，遇冷劳累偶有发作，但续服上方疼痛即止。

按：本例属阳明气火有余，少阴阴精不足，肌肉无主所致。生石膏、知母、黄连清阳明有余之火，熟地黄滋少阴不足之阴，麦冬养阴清肺，与熟地黄合用取其金水相生之意，牛膝导热下行，生蒲黄、五灵脂活血通络止痛，络石藤祛风通络，引药达病所。全方滋阴与清热并用，达到壮水制火的目的，水充火消，肌肉得养，经脉复通，阳明主肌肉之理也。

（2）患者，女，40 岁，2007 年 5 月 28 日初诊，全身肌肉热痛月余，多治无效，自诉 1 月前行卵巢子宫全切术，5 日后出现肌肉热痛，头面部尤甚，阵发性加重，牙宣出血，烦躁不安，有时烧心，大便稍干，小便黄赤，舌苔薄黄，脉弦数、两关浮滑。经询问得知，患者为术后补养，每天以黄酒炖鸡一只，汤肉尽服，连食一周之久。综观脉证，参之营养，乃属膏粱厚味、胃生实火、发于肌肉所致，法宜清胃凉血，方拟东垣《脾胃论》中清胃散加味：黄连 9g，生石膏、生地黄、牡丹皮、络石藤、败酱草各 20g，当归、升麻、甘草各 10g，酒大黄 6g，水煎，每日早晚分服。7 剂药后，牙宣出血止，烦躁除，肌肉灼痛等症均明显减轻。

二诊：上方易生石膏 30g，加生蒲黄 10g、五灵脂 10g，14 剂药后诸症痊愈，嘱常服糯米粥养胃阴以善其后。

按：本例属胃有积热，引发诸症，方用黄连苦寒泻火，加生石膏清阳明之火力更强，生地黄、牡丹皮凉血清热，当归养血和血，败酱草清热解毒、活血行瘀，引经至全身，加生蒲黄、五灵脂活血止痛，升麻为阳明引经药，又有清热解毒之功，络石藤清热凉血消肿。全方可使胃火清，血热平，经络通，肌肉热痛自愈，阳明主肌肉故也。

4.杨少山医案

（1）陈某，女，32 岁，于 2001 年 1 月 18 日初诊。患者诉近 3 年来胸胁、乳房、少腹胀闷作痛，伴项背、腰骶、四肢肌肉关节疼痛、麻木，赴多家医院就诊，实验室检查均无异常发现。曾在某医院诊断为原发性纤维肌痛综合征，予非甾体类抗炎药及祛风散寒除湿中药治疗后疗效欠佳，近日因情志抑郁而前症加重而求诊。就诊时诉平日月经后期，量少，经行腹痛，大便不畅，夜寐欠安，脉细弦，苔薄。

中医诊断：痹证，证属肝气郁结，气血不畅。

治法：疏肝解郁，理气止痛和胃。

处方：柴胡 10g，杭白芍 15g，炙甘草 5g，制香附 10g，佛手片 6g，白蒺藜 15g，炒僵蚕 10g，丝瓜络 15g，川楝子 10g，延胡索 10g，怀小麦 30g，玫瑰花 3g，绿梅花 10g，丹参 15g，太子参 15g，橘络 5g。

连服 14 剂后诉胃脘、胸胁胀痛已减，关节肌肉疼痛稍好转，大便仍不畅，睡眠欠佳，多梦。守前方加柏子仁 15g，夜交藤 30g，续服 1 个月后，诉周身疼痛基本消除，睡眠、大便均正常，月经正常，腹痛已除。后改服逍遥丸，随访半年未见复发。

按：本例因情志失调，肝失疏泄，气机郁滞，故见胸胁、乳房、少腹胀闷疼痛；久郁不解，气病及血，血运不畅，气血阻于脉络，则周身肌肤疼痛、麻木；气血阻于冲任，则月经不调，经停腹痛；肝气郁结，调达失畅，则上扰神明，致不寐多梦。治以疏肝理气为主，佐以活血通络为辅而愈。

（2）孙某，女，39 岁，2001 年 1 月 18 日初诊。主诉胸胁胃脘胀闷窜痛 3 年，伴全身多处肌肉、关节疼痛，游走不定，以情志抑郁时为甚，平日稍进油腻食物即腹痛泄泻，性情急躁易怒。曾在某医院诊断为原发性纤维肌痛综合征，予多种止痛药服用后，初期疗效佳，后疗效逐渐降低而求诊。就诊时诉胃纳欠佳，失眠多梦，大便溏稀，脉弦滑，质红，边有齿痕，苔薄腻。

辨证：肝郁脾虚。

治法：疏肝健脾和胃为主。

处方：柴胡 10g，杭白芍 15g，炙甘草 5g，茯苓 15g，炒白术 10g，炒枳壳 6g，炒扁豆 15g，制香附 10g，佛手片 6g，炒薏苡仁 30g，太子参 15g，玫瑰花 3g，绿梅花 10g，白蒺藜 15g，炒僵蚕 10g，丝瓜络 15g，怀小麦 30g。

连服 7 剂后诉便溏好转，睡眠改善，守前方加怀山药 30g，改太子参 30g，续服 21 剂后诉周身疼痛大减，胃脘、胸胁疼痛已除，精神、食欲、睡眠正常，再服 1 个月后诸症渐消，随访半年未复发。

按：本例因情志不遂，郁怒伤肝，肝失疏泄，气机不利，故有胸胁、胃脘胀闷窜痛，易怒纳呆；肝藏血，而主筋，气血阻闭不能濡养全身而作痛；脾虚中气不足，无力升清推动水谷运化，则见腹痛、泄泻等症；木横侮土，脾运失健，气血化生不足，不能上承濡养神明，则失眠多梦；舌红，边有齿痕，苔薄腻，脉弦滑，乃肝强脾弱之症。治以疏肝健脾为主，佐以通络之剂治愈。

（3）叶某，女，50 岁，因全身肌肉疼痛 6 年，加重伴失眠 2 年，于 2001 年 3 月 3 日初诊。患者诉近 6 年来全身肌肉筋骨疼痛，伴头晕目眩、耳鸣健忘，腰膝酸软，乏力，睡眠欠佳，曾多方求诊，经实验室检查无异常发现。既往有糖尿病、高血压、肺结核史，平日性情急躁易怒。就诊时诉手足心热，咽喉干燥，头晕乏力，盗汗，大便不畅，胃纳正常，舌红少苔，脉细数。

辨证：肝肾阴虚。

治法：滋阴补肾平肝为主。

处方：明天麻 6g，枸杞子 30g，钩藤 15g，杭白芍 15g，炙甘草 5g，川石斛 15g，炒川黄连 3g，炒酸枣仁 30g，北沙参 30g，麦冬 10g，炒僵蚕 10g，丝瓜络 15g，夜交藤 30g，怀小麦 30g，太子参 30g，佛手片 6g，绿梅花 10g。

连服 1 个月后诉肌肉疼痛渐消，续服两个月后诸症皆除而愈。

按：本例为中年妇女，素体肾阴亏损，复情志内伤，日久及肝，暗耗肝阴，水不涵木，则见肝阳上亢，故头晕目眩、耳鸣健忘；肾阴不足，阴虚则内热，热蒸于里，则见手足心热、盗汗；阴虚则津液不足，筋脉肌肉失养，故有肌肉筋骨疼痛不适；舌红少苔，脉细数，皆为阴虚内热之象。治以养阴滋肾平肝为主而愈。

5. 冯兴华医案

姚某，女，50岁，2008年11月3日初诊。四肢关节肌肉广泛窜痛1年，加重2个月。患者1年前绝经后出现双手近端指间关节疼痛，以后逐渐累及四肢关节肌肉及腰背疼痛，无关节肿胀，伴烘热汗出、心烦、多疑。曾用非甾体类抗炎药芬必得、扶他林及祛风散寒活血中药治疗，疗效不显。近2个月四肢关节肌肉疼痛加重，并出现颈肩背痛，腰髋广泛疼痛，伴乏力、烦躁、汗出、失眠多梦，舌淡红、苔薄，脉细滑。查体：枕骨下肌肉、斜方肌上缘、冈上肌起始部、肩胛棘上方内侧肌肉、肱骨外上髁远端肌肉、臀外上象限肌肉、大粗隆后方压痛明显，呈对称性。实验室检查：血沉（ESR）3mm/h；超敏C反应蛋白（H-CRP）0.09mg/L，RF 5.6U/mL，抗环状胍氨酸多肽抗体（CCP）<25，抗核周因子（APF），抗角蛋白抗体（AKA）（－），ANA（－），抗双链DNA抗体（ds-DNA）（－），抗可提取性E抗原（抗ENA）（－）。

中医诊断：气痹。

西医诊断：纤维肌痛综合征。

证候：肝郁气滞，气血不畅，脉络阻滞。

治法：疏肝解郁，理气止痛。

方药：丹栀逍遥散加减。

柴胡10g，当归10g，赤芍15g，白芍15g，茯苓12g，（炒）白术10g，牡丹皮10g，（炒）栀子10g，薄荷6g，姜5片，香附10g，桂枝10g，秦艽10g，炙甘草10g。

二诊：用药14剂，关节肌肉疼痛明显减轻，仍感心烦、乏力，睡眠改善，舌淡红、苔薄白，脉弦细。原方加枳壳10g，防风10g，生黄芪30g。

三诊：继服14剂。服药后，身痛除，心烦、寐差、乏力诸症明显好转，各压痛点压痛基本消失，原方再进14剂巩固疗效。

按：纤维肌痛综合征是一种以全身广泛疼痛为其主要临床表现的疾病，其发病与精神和心理障碍有关。本病案病因非感受风寒湿邪，而与情志不畅有关，故常规祛风散寒、活血通络中药治疗疗效不佳。情志不畅，肝失条达，肝郁气滞，脉络瘀阻而致周身疼痛；肝郁化火，上扰心神，则心烦、眠差、汗出；肝郁气滞，肝木克脾，脾主肌肉、四肢，则肌肉疼痛、疲乏无力。予丹栀逍遥散加减治疗，疏肝解郁，健脾益气，调和气血。

6. 张凤山医案

刘某，女，43 岁，2009 年 6 月 7 日初诊。主诉：周身疼痛伴心烦、多梦、易醒、易怒 7 月余。多处求医，曾先后被诊断为自主神经功能紊乱、风湿性关节炎、更年期综合征等病，经治疗不效而前来求治。临床查体除纤维肌痛特定压痛点压痛明显外，实验室检查血常规、尿常规、血沉、抗 "O"、类风湿因子、抗环状瓜氨酸多肽（CCP）抗体、抗核抗体谱、甲功五项、心肌酶谱等均无异常发现。舌红、苔薄白、有瘀斑，脉弦细。

中医辨证：郁痹证。证属肝气郁结，气郁血瘀，痹阻经络。

西医诊断：纤维肌痛综合征。

治法：疏肝解郁，行气活血，通络定痛。

方药：越鞠汤合身痛逐瘀汤加减。

制香附 20g，木香 15g，枳壳 20g，栀子 15g，川芎 15g，桃仁 15g，红花 15g，秦艽 15g，炒酸枣仁 30g，首乌藤 30g，合欢皮 30g，白芍 50g，地龙 30g，炙甘草 10g。

服 10 剂后，身痛大减、心烦、易怒及多梦、易醒诸症减轻，效不更方，继服 21 剂，周身疼痛症状消失，心烦、易怒及多梦、易醒诸症亦明显好转，各压痛点压痛基本消除，再进 7 剂以巩固疗效。3 月后随访未见复发。

按： 从中医整体观念看，纤维肌痛综合征可归属为中医学"郁证""痹证"范畴。主要病因为情志不遂。其外因为风、寒、湿邪，内因为七情所伤，气血瘀阻（肝郁为主），内外因素合而为病。中医辨证为郁痹证，情志不遂，气郁血瘀，痹阻经络。上工治未病，不治已病，早期诊断，早期治疗，及时控制即可防止病情加重。张凤山教授使用越鞠汤合身痛逐瘀汤加减化裁治疗纤维肌痛综合征，除以"通"字立法，即以疏肝解郁、行气活血、通络定痛为法外，其独到之处还体现在香附、川芎及合欢皮的运用上。《本草纲目》中记载："香附，止心腹、肢体、头目、齿耳诸痛，兼通十二经气分，生则上行胸膈，外达皮肤，熟则下走肝肾，外彻腰足，乃气病之总司。"香附能理气调血，通痹止痛，是治疗本病之要药。《本草汇言》："芎，上行头目，下调经水，中开郁结，血中气药……尝为当归所使，非第治血有功，而治气也神验也……味辛性阳，气善走窜而无阴凝黏滞之态，虽入血分，又能去一切风，调一切气。"

《神农本草经》：合欢皮"主安五藏，和心志，令人欢乐无忧。"香附为气中之血药，能理气调血，通痹止痛；川芎为血中之气药，既能活血化瘀，又能行气止痛；合欢皮，性味甘平，入心、肝经，善解肝郁，为悦心安神要药。故香附、川芎、合欢皮是治疗本病之要药。这充分体现了张凤山教授"痹证病因非独外感风、寒、湿，肝郁、血瘀亦可致痹"的学术观点。

7. 徐再春医案

于某，男，40岁。因"反复全身不适5年"曾于两年前入住我院。患者5年前因夜卧不慎而受寒，遂起全身关节肌肉弥漫性疼痛点，曾在我院住院，诊断为纤维肌痛综合征。近5年来，自述常被身体不适所累。近期全身关节、肌肉症状加重，全身多处压痛点，以颈项、腰椎、肩胛冈上下肌处为显，伴乏力、纳欠佳、失眠、大便欠畅，查各类实验室指标，未见明显异常。诊见：患者形体偏瘦，精神不佳，全身关节无明显红肿，舌瘦、苔黄、脉弦。

辨证：气郁化火。

治法：清肝泻火，行气解郁。

方药：越鞠丸合丹栀逍遥散加减。

牡丹皮、焦山栀、郁金、石菖蒲、百合各12g，柴胡、代代花、甘草、大枣、玫瑰花各6g，桔梗20g，黄芩、神曲各15g，蒲公英30g，苍术、竹沥半夏各9g，太子参10g。7剂后，患者诉大便通畅，胃纳增加，但仍有睡眠不佳、肌肉酸痛等症状。遂予上方加用茯神12g，牛膝30g，继续服药半月，药后症状明显好转。

按：患者全身肌肉酸痛迁延日久，多有抑郁之性。气机郁结，肝气不舒，津液代谢失常则易成湿阻，湿阻则痰气郁结、治疗应重在治气。徐师选用越鞠丸合丹栀逍遥散加减治疗，取其行气解郁、除湿化痰之功，方中柴胡、代代花、玫瑰花可疏肝理气，行气解郁；佐以石菖蒲、竹沥半夏、苍术健脾燥湿祛痰，痰湿去、脾胃健，则痰无所生；痰湿困脾，健运失司，故以太子参、神曲、桔梗助运化；黄芩、蒲公英、焦山栀、百合清热除湿，牡丹皮、郁金清火活血理滞；甘草、大枣调和诸药。诸药合用，气行则郁消，气机通利则痛自愈矣。

8. 何世东医案

赵某，女，29 岁。2010 年 3 月 22 日初诊。

全身多处疼痛 3 年余。3 年前患者于美国工作时无明显原因出现全身多处关节肌肉酸痛，乏力，伴心烦、失眠，经间断服用消炎痛等药物治疗，疼痛可得到缓解。近 6 个月来症状加重，并低热、头痛、纳呆，月经量多色黑。回香港完善相关检查诊断为纤维肌痛综合征。曾用消炎镇痛及镇静催眠类药物治疗，效果不理想，遂来诊。刻诊：颈、胸、背、肩胛、四肢等全身多处肌肉疼痛，呈持续性刺痛、灼痛，较剧烈，疼痛每因天气湿冷、情绪抑郁时加重，夜间发作频繁，并出现失眠，夜间睡眠易醒、多梦，白天疲乏、懒言、精神不振，头痛，低热，口中酸味感，月经量多，经期持续时间 10 ~ 19 天，周期无规律，发病以来，胃纳欠佳，二便正常。查体：全身关节无肿胀、畸形，各关节活动功能正常，关节周围无皮下结节，枕骨下肌肉、斜方肌上缘中点、冈上肌起始部、肩胛棘上方内侧肌肉、肱骨外髁远端肌肉、臀外上象限肌肉、大转子后方及膝关节内侧肌肉压痛明显，呈对称性。实验室检查：血常规、尿常规、红细胞沉降率、血尿酸、类风湿因子、抗核抗体谱、狼疮细胞、肌酶谱、人类白细胞抗原 HLA–B27、X 线检查及神经肌电图均未见异常。舌嫩红，苔薄黄，脉沉弦细。

中医诊断：痹证；西医诊断：纤维肌痛综合征。

方药：桂枝芍药知母汤加减。

桂枝 10g，知母 12g，鸡血藤 30g，熟附子 10g，防风 15g，独活 10g，川芎 15g，白芍 20g，当归 15g，羚羊角 15g，薏苡仁 30g，狗脊 30g，桑寄生 15g。水煎服。日 1 剂。

2010 年 3 月 25 日二诊：服药 3 剂后，睡眠好转，仍多处肌肉疼痛，食后泛酸，口干，减去狗脊、桑寄生，加用木瓜 15g，全蝎 4g。

2010 年 3 月 30 日三诊：继服 5 剂，睡眠可，但多处肌肉仍疼痛，疲乏好转。何主任考虑服药共 8 剂后，风寒湿邪大部分已去，但血虚不荣则痛未改善。痹证初犯人体，多留于肌表，阻于经络，气血运行不畅，不通则痛，故见全身多处肌肉触压痛、僵硬等症。素体虚弱，脏腑亏虚，正气不足，气血阴阳失调是本病的主要内因，其中又以阴血亏虚为主。"女子以血为本"，其平素月经量多，经期持续时间长，精血暗耗，易致阴血亏虚。气血不足则营卫失调，腠理不固，卫外不密，风、湿、寒三邪乘虚而入，发为痹证。风寒湿成痹日久，则五脏气机紊乱，升降无序，导致脏腑经络功能失调，故临证所见病情复杂。遂改黄芪桂枝五物汤加减以振奋阳气，温通血脉，调畅营卫。药物组成：黄芪 30g，桂枝 10g，白芍 15g，大枣 15g，防风 15g，炙甘草 5g，当归 15g，川芎 12g，何首乌 12g，木瓜 15g，独活 12g，黑老虎 15g，白术 15g，白花蛇 1 条，生姜 3 片。7 剂。

2010 年 4 月 6 日四诊：精神好转，头痛减轻，颈背及四肢少痛，口酸，舌淡红，苔白腻，脉弦细。效不更方，先后又服 14 剂，诸症明显好转。

按：纤维肌痛综合征是一种非关节性的软组织疼痛性疾病，临床表现为肌肉骨骼系统广泛的疼痛与发僵，在特殊部位有敏感的压痛点，并伴有疲劳、焦虑、睡眠障碍等。因本病病理生理不明，所以临床治疗方法多样。目前西医治疗本病多采用抗抑郁药及止痛药，远期疗效欠佳，且药物毒副作用多。纤维肌痛综合征属中医学痹证范畴。痹证以肢体筋骨疼痛为主症，是风、寒、湿三气杂感所致；血痹以肢体局部麻木为主症，由气血不足，加被寒风所袭引起。久病入络，病机复杂，不可单拘泥于痹证或血痹，要二者兼顾，从病机出发，抓住主症，抓住主要病机，组方遣药。先用桂枝芍药知母汤加减祛散风寒湿邪，后用黄芪桂枝五物汤加味养血温通经络。桂枝芍药知母汤加减方中桂枝、防风温散寒湿于表；白芍、知母和阴行痹于里；附子助阳除湿；独活、狗脊、桑寄生补肝肾，强筋骨；川芎、当归行气活血；薏苡仁、鸡血藤舒筋活络；羚羊角平肝息风。黄芪桂枝五物汤加减方中黄芪甘温益气；生姜、桂枝通阳行痹；防风散寒湿于表；白芍和营理血；白术助阳除湿；大枣调和营卫；当归、川芎、何首乌养血活血；木瓜、独活、黑老虎、白花蛇通络行气止痛；炙甘草和胃调中。全方温、补、通、调、行、散并用，共奏益气和血、通络行痹之效。

9. 娄多峰医案

患者，女，49岁，医生。2014年2月22日初诊。

全身关节肌肉疼痛3年，加重半年。2011年3月因汗后受风，出现双手疼痛，逐渐出现全身关节肌肉疼痛，无肿胀，近半年症状加重。服用当地门诊处方非甾体止痛药，症状不减。来诊症见：全身关节肌肉疼痛、困胀，四肢关节肌肉症状明显，遇冷或劳累后加重，得温则舒。双手晨僵数分钟缓解。伴体倦乏力，动则汗出，心烦易怒，纳呆，多梦。舌淡胖，苔薄白，脉沉细。

西医诊断：纤维肌痛综合征；中医诊断：痹证，正虚候（气血亏虚证）。

治法：益气健脾，养血疏肝。

处方：茯苓30g，白术15g，黄芪20g，熟地黄15g，鸡血藤30g，白芍15g，首乌15g，泽泻12g，桑寄生30g，青皮6g，陈皮9g，甘草9g。7剂，水煎口服，每日1剂。

二诊（3月1日）：服上药7剂，精神好转，偶有心烦易怒，关节肌肉疼痛明显减轻，纳食增。上方加枸杞子20g，丹参30g，枳壳6g，20剂继服。

三诊（3月22日）：服上方20剂，自觉体质增强，精神爽，身体舒适，偶有心烦、做梦。脉沉缓，舌质淡红，苔薄白。给予上方10剂水煎服，服完后停服，随访半年，病情无复发。

按：患者怕冷喜温，动则汗出，心烦多梦，舌淡胖，苔薄白，脉沉细。本证表现以气血亏虚为主，治以益气健脾，养血疏肝。方用黄芪、白术、茯苓益气健脾，熟地黄、枸杞子、首乌、白芍养血滋肝益肾，寄生强肾、祛风湿、通络止痛，丹参、鸡血藤活血通络，青皮、陈皮、枳壳理气疏肝。

整个处方以扶正为主，同时扶正不碍邪，祛邪不伤正。诸药相伍，益气健脾、养血疏肝，收到佳效。

10. 其他

案一：赵某，女，42 岁。2004 年 10 月 11 日初诊。

患者于 2000 年 9 月无明显原因出现全身多处肌肉关节酸痛，气候湿冷、情绪抑郁时加重。多次被诊为风湿性关节炎、类风湿关节炎，经间断服用扶他林等药物治疗，疼痛可得到缓解。最近患者上述病情再次发作并较前明显加重，呈持续性刺痛、灼痛，较剧烈，并出现失眠多梦、焦虑易怒、胸胁痞满、食欲下降等症，自觉双膝、踝、腕、肘等关节部位非对称性肿胀，晨僵感明显，舌红、苔白，脉弦滑。自服扶他林 75mg，1 次 / 日治疗，疼痛可部分缓解（至就诊时患者已持续服用扶他林近 1 个月）。为明确诊断收入院，查血液生化、免疫学等指标正常。肌电图、左下肢腓肠肌病检、胸片、心电图、腹部 B 超未发现异常。

诊断：原发性纤维肌痛综合征。

病机：少阳枢机不利，痰湿留滞，气血壅塞。

方药：柴胡桂枝汤加减。

柴胡、郁金各 10g，桂枝、制半夏各 12g，甘草、生姜各 6g，黄芩、赤芍、白芍、丹参、神曲各 15g，忍冬藤 18g。上方服用 3 剂后，诸症减轻，加减连服 1 月，诸症皆除。随访 2 年，期间发作两次，以次方加减，均获良方。

案二：裴某，女，65 岁。2009 年 5 月 10 日初诊。

诉自觉腹部及腰背部皮肤疼痛，肌肉重坠已达 2 年，到处医治，效果不显。刻诊：患者精神及饮食二便皆可，述阴雨天上述症状加重，腰部潮湿，腹肌重坠，四肢不肿，小便自可。查体无异常发现，余思之良久，两手脉缓涩，舌质淡嫩，边有齿印，此乃《金匮要略·五脏风寒积聚病》肾着病。

西医诊断：纤维肌痛症（风湿）。故大胆立方，用肾着汤为主加味，以暖土胜湿。

处方：甘草 6g，干姜 9g，炒白术 15g，云苓 15g，麻黄 3g，制川乌 3g，海桐皮 10g，桂枝 5g。共 5 诊，计服上方 15 剂，病愈。

案三：吴某，女，58 岁。

周身肌肉、关节疼痛，颈部、腰背为甚，关节无明显肿胀，疼痛以夜间为甚，不能入睡，情绪焦虑，时有烦躁，乏力，口干，畏寒，大便偏干。舌暗红，苔薄黄，脉细弦。

诊断：痹证（瘀血阻络，肝郁气结）；纤维肌痛综合征。

治法：活血化瘀，解郁安神。

方药：血府逐瘀汤、自拟方。

当归 20g，生地黄 20g，葛根 30g，桃仁 10g，红花 10g，白芍 30g，川牛膝 15g，赤芍 12g，柴胡 10g，郁金 10g，百合 30g，酸枣仁 30g，川芎 10g，远志 8g，玫瑰花 10g，制没药 4g，蜈蚣 2 条。静点血栓通；口服英太青、曲马多。

复诊：舌暗红，苔薄黄。诊断：痹证（瘀血阻络，肝郁气结）；纤维肌痛综合征。治法：活血化瘀，解郁安神。方药：血府逐瘀汤。当归 20g，生地黄 20g，葛根 30g，桃红 10g，白芍 30g，川牛膝 15g，赤芍 12g，柴胡 10g，郁金 10g，百合 30g，酸枣仁 30g，川芎 10g，远志 8g，玫瑰花 10g，制没药 4g，蜈蚣 2 条。静点血栓通；口服英太青、曲马多。

案四：周某，女，34 岁。

舌红，舌苔薄白，舌有瘀斑，脉细弦，纤维肌痛特异压痛点压痛明显。

诊断：纤维肌痛综合征（肝气郁结，气滞血瘀）。

治法：疏肝理气，化瘀通络。

方药：越鞠丸加减。

神曲 15g，苍术 15g，丹参 30g，川芎 15g，栀子 15g，延胡索 20g，川楝子 15g，制香附 20g，炙甘草 10g，白芍 50g，合欢皮 30g，夜交藤 30g，炒枣仁 30g。口服，丸剂，6 剂。

参考文献

[1] 李东海，王键.《孙文垣医案》治痹特色 [J]. 安徽中医学院学报，2013，32（1）：18-20.

[2] 钟建. 叶天士治痹医案的文献研究 [D]. 济南：山东中医药大学，2001.

[3] 叶天士. 临证指南医案 [M]. 上海：上海人民出版社，1976.

[4] 包来发，汤晓龙. 徐灵胎与《洄溪医案》（一）[J]. 上海中医药杂志，2007，41（3）：80-81.

[5] 王永炎.《中国现代名中医医案精粹》选登（8）——孔伯华医案 [J]. 中医杂志，2011，52（8）：720.

[6] 刘渡舟. 千家妙方·上册 [M]. 北京：中国人民解放军战士出版社，1982.

[7] 胡昕，赵凯声，魏巍，等. 张炳厚运用"阳明主肌肉"理论治疗肌肉疾病的经验浅析 [J]. 北京中医药，2008，27（6）：422-424.

[8] 李航，杨少山. 杨少山临床诊治经验撷拾 [J]. 广州中医药大学学报，2007，24（5）：430-433.

[9] 何夏秀，葛琳，冯兴华. 冯兴华运用丹栀逍遥散治疗风湿病举隅 [J]. 中医杂志，2010，51（5）：399-400.

[10] 王晓东，于慧敏. 张凤山教授治疗纤维肌痛综合征经验 [J]. 中医药信息，2012，29（3）：51-53.

[11] 陈钦. 徐再春从"郁"论治纤维肌痛综合征经验 [J]. 浙江中医杂志，2011，46（12）：863.

[12] 邓丽娥. 何世东治疗原发性纤维肌痛综合征验案 1 则 [J]. 河北中医，2010，32（12）：1772.

[13] 曹玉举. 娄多峰治疗风湿病经验 [J]. 中华中医药杂志，2016，31（12）：5072-5074.

[14] 杨正仁. 读经典做临床经方验案 4 则 [J]. 光明中医，2012，27（9）：

1879-1880.

　　[15]曹灵勇.柴胡桂枝汤治疗纤维肌痛综合征的探讨[J].浙江中医杂志，2010，45（3）：216.

　　[16]方宗畴.单穴集验[J].铁道医学，1991（1）：51.

第九章

临床与实验研究

相较于国外，我国纤维肌痛综合征总体研究水平发展缓慢，到目前为止，尚无纤维肌痛综合征中医证型分布规律和特点的流行病学报道。同时，我国中医风湿专科医生对于本病的认知水平不高，据 2016 年的一项调查研究结果显示，参加中华中医药学会第 20 次全国风湿病学术会议的中医风湿专科医生中仍有五分之一的医生不清楚本病如何诊断，超过半数的医生不清楚本病的发病机理。在纤维肌痛综合征的诊治研究方面，相较于近年国外明显加大的研究力度，我国纤维肌痛综合征研究总体发展十分缓慢，中医病因病机认识和治疗研究状况也是如此。粗略查阅中国期刊全文数据库（CNKI，1979～2019 年）中发表的期刊文章，题目中带有"纤维肌痛"的文献共有 351 篇，经逐条阅读摘要，剔除西医、科普类、中医治疗综述类和个案报道的文章，发现近十年（2010～2019 年）发表了中医病因病机认识和治疗研究的文章有 90 篇，文章量是过去 10 年（2000～2009 年，50 篇）的 1.8 倍，是过去 20 年（1990～2009 年，53 篇）的 1.7 倍。虽然数量上得到了明显的增长，但研究文献总量仍然寥寥可数。作为一种常见疾病，我国医护人员对纤维肌痛综合征的研究力度远远低于类风湿关节炎、强直性脊柱炎、系统性红斑狼疮等风湿领域内的其他疾病。

近年来，中医对本病的病因病机认识和治疗方案研究数量仍然有较大的增长，取得了一定的成果。首先，在疾病病因病机认识方面，肝失疏泄被认为是本病的主要病因病机；有学者认为正虚邪侵为本病的发病原因，气机壅滞、脉络瘀阻、心脾两虚、神失所养为本病主要病机；还有一部分学者提倡从经络认识本病，依据纤维肌痛综合征 1990 年诊断标准中的 18 个压痛点部位，认为本病是手阳明、足阳明、手太阳、足少阳 4 条阳经以及足厥阴、足少阴两条阴经病变的疾病。其次，在治疗方面，中医已尝试了包括中药内服、针灸、中药外治、单味药、气功、推拿，以及中医综合疗法和中西医结合疗法等多种中医药相关疗法。中医辨证论治的"个体化治疗"和天人相应的"整体观念"，以及众多的治疗方法，在纤维肌痛综合征的个体化治疗方面显示出明显优势，取得了较为肯定的疗效，但是绝大多数国内研究的临床试验设计和试验结果报告存在诸多问题，导致试验结果可靠性和可重复性明显下降。虽然治疗纤维肌痛综合征的中医药方案众多，但是有关起效机制的报道非常少见。国际上虽然早已开展针刺治疗缓解疼痛的疗效机理研究，但是对于针刺治疗本病的起效机制尚不甚了解。目前，中医对纤维肌痛综合征的规范化治疗及起效机制的研究尚有待提高。

中国中医科学院广安门医院的学者作为发起者成立了我国第一个致力于纤维肌痛综合征研究的专业学术组织——"海峡两岸医药卫生交流协会专委会风湿免疫病学专业委员会纤维肌痛综合征中西医研究学组"，并且第一次全文翻译并解读了纤维肌痛综合征最新版的国际治疗指南，编制了2018版国家中医药管理局中医优势病种纤维肌痛综合征诊疗方案和临床路径。依托于中华中医药学会风湿病分会等学术组织的支持，相关的专业培训班已陆续开展，以期提高我国纤维肌痛综合征诊治和研究水平。

一、病因病机研究

在病因病机方面，认为本病主要的病因病机为肝失疏泄，提倡从肝论治的观点居多。2010年有学者发表专业论文，认为本病好发于中青年女性，故将其病因概括为女子因受经、孕、产、乳等所累，致肝血不足、肝体失柔、筋脉失养。若遇情志内伤，肝失条达，气滞血瘀或遭风寒湿邪外袭，反复感邪，痹阻筋脉，内舍肝脏，而致肝失调和，筋脉痹阻，发为本病。若病延日久，邪恋正损，脏腑失和，或失治误治，导致气血亏虚，肝肾不足，则筋脉亦失其荣，迁延难愈；并认为本病为筋、肝表里同病，筋脉痹阻、肝脉不畅、筋肌失养为基本病机，同时将纤维肌痛综合征分为气滞血瘀型、湿痰痹阻型、肝脾失和型、气血亏虚型和肝肾不足型。刘颖等也认为，本病关键病因为情志失常，并从情志不畅、脏腑在肝胆、经络在少阳等方面进行分析，阐明七情致痹、少阳为枢、其痛在筋的纤维肌痛综合征发病机制，提出以畅情志、调五脏而和少阳为治疗大法。马淑惠等基于对北京中医药大学德国魁茨汀医院532例原发性纤维肌痛综合征患者的治疗经验，认为本病主要病因为忧思过度、情志不舒，主要病机为气机壅滞、脉络瘀阻、心脾两虚、神失所养，心、肝、脾诸脏为主要病变脏腑。

还有学者认为，正虚邪侵为本病的发病原因，提出本病病因为禀赋素虚，阴阳失调，气血不足，营卫不和，或者肝郁脾虚，以致风寒湿热之邪乘虚内侵而致病；主要病机转归为痹病初犯人体，多留于肌表，阻于经络，气血运行不畅，不通则痛，故见全身多处肌肉触压痛、僵硬等症。同样，有学者认为风寒阻络证和寒凝血瘀证患者有正气不足的致病因素，但外感风寒湿邪是致病的主要原因；而气血亏虚证、心肾不足证和肝郁脾虚证，虽有外邪致病的因素，但主要以正气不足、情志抑郁为致病的主要原因。尝试以纤维肌痛综合征的主要临床症状和常见伴发症状来分别划分证型，根据主要临床症状疼痛将其分为风寒阻络证和寒凝血瘀证，按伴发症状分气血亏虚证、心肾不足证及肝郁脾虚证。

此外，一部分学者认为纤维肌痛综合征的特殊部位压痛点多在经脉循行部位，建议治疗本病从经络辨治。认为纤维肌痛综合征没有实验室检查异常指标的支持，应属于西医学里的功能性疾病和中医理论中所讲的"气病"层面，"气伤痛，形伤肿"，阳气一旦被耗损，首先出现的一个症状就是疼痛；根据具体受累经络及阳气被耗损程度，疼痛可以出现在局部、经络走行区，甚至全身任何部位，因气为血帅，气行不畅必然会导致血行缓慢或瘀滞，气滞血瘀共同导致纤维肌痛综合征患者全身性疼痛症状及特定部位有压痛点；并指出，纤维肌痛综合征的压痛点所在位置大多在某条经脉的循行区域，以阳经占绝大多数，涉及手、足太阳经所过区域的有4处，少阳经有2处，阳明经有1处，少阴经有1处，厥阴经有1处。此后又有学者提出相同观点，认为本病1990年美国风湿病学会制定的诊断标准中的18个压痛点分别与手太阳小肠经、手阳明大肠经、足少阳胆经、足阳明膀胱经4条阳经及足厥阴肝经、足少阴肾经两条阴经的经络穴位走行相对应；气分受伤就会产生疼痛，治疗时根据疼痛部位和程度，可推断哪些经络受累及程度，治以调畅气机、疏肝解郁，推动气血津液运行，调畅情志，血脉通畅。

二、中医疗法研究

中医治疗本病方法多样，对近 20 年文献进行统计分析，中药复方（约占 22%）和针灸疗法（约占 24%）治疗本病较常见，有效率为 73% ～ 97%，并有中医综合疗法（约占 13%）、单味药（约占 12%）、气功（约占 11%）、中西医结合（约占 9%）、中医外治法（约占 5%）和推拿（约占 4%）等多种治疗方法。因纤维肌痛综合征疾病疑难，具有异质性，治疗方法的选择因人因病情而各有侧重，但中医综合疗法在本病的治疗过程中具有不可替代的作用，是目前最佳治疗方案。国内学者在中医药、中西医结合治疗方面的临床研究开展相对较早，有一定优势，自 20 世纪 90 年代初开始，国内见到中医药治疗纤维肌痛综合征的研究报道，近 10 年开展的中医药临床研究数量明显增加。

1. 中药治疗

（1）中药内服治疗　中药复方内服治疗是中医治疗的常用方法。近 10 年来内服中药治疗本病的报道才逐渐增多。其中，大多数学者多从肝论治本病，采用疏肝解郁法治疗本病。如宋彩霞等采用柴胡疏肝散加味（柴胡、陈皮、川芎、香附、枳壳、白芍、甘草、郁金、白术、茯苓、徐长卿、威灵仙；兼气虚者加黄芪、党参，兼血虚者加鸡血藤、当归，兼血瘀者加鬼箭羽、姜黄，气郁化火者加牡丹皮、栀子，不寐者加合欢花、夜交藤，肝郁化火者加龙胆草、夏枯草），对照组予阿米替林治疗，疗效标准分为治愈（临床表现基本消失，临床症状积分减少 90% 以上）、显效（临床症状积分减少 70% 以上）、有效（临床症状积分减少 30%，不足 70%）和无效（未达上述标准，或症状无改变者），疗程为 4 周，总有效率治疗组 87.5%，明显高于对照组 79.2%。赵敏等采用逍遥散加减（白芍、当归、柴胡、茯苓、白术、薄荷、羌活、独活、秦艽、防风、黄芪、郁金；肝郁甚者加木香、香附，瘀血阻滞甚者加桃仁、红花，肾阳虚甚者加附子、肉桂，风湿热甚者加忍冬藤，风寒湿甚者，羌活、独活用至 30g）治疗纤维肌痛综合征患者 60 例，疗效判定分为治愈（症状及体征消失，正常生活和工作，随访半年无复发）、显效（症状及体征大部分消失，日常工作和生活照常进行）、有效（症状及体征部分消失，可从事较轻工作）和无效（症状及体征无改善），42 天后，治愈 40 例，显效 17 例，无效 3 例，总有效率为 95%。张娟等采用丹栀逍遥散增减方将 40 例纤维肌痛综合征患者采用随机数字表法分为治疗组和对照组，治疗组予丹栀逍遥散加减口服，对照组予盐酸曲马多缓释片及盐酸阿米替林口服，结果治疗 4 周后，治疗组中医证候总有效率为 95%，明显高于对照组 80%；随访 4 周后，治疗组总有效率为 80%，仍然高于对照组的 30%，两组疼痛 VAS 评分在两个时点的分值亦较本组治疗前明显降低，且治疗组降低程度更显著。

亦有学者从调整气机出入的角度治疗纤维肌痛综合征。如刘书珍等采用顺气活血汤合甘麦大枣汤（紫苏梗、厚朴、枳壳、砂仁、当归尾、红花、木香、赤芍、桃仁、苏木、香附、炙甘草、小麦、大枣）治疗本病，以自觉疼痛消失、活动时无疼痛、压痛点消失为治愈，疼痛或压痛减轻、功能改善为好转，症状、体征均无好转为无效，对照组阿米替林治疗，1 个月后，治疗组总有效率为 92.1%，明显高于对照组 71.9%。

还有学者从调理中焦脾胃功能立法治疗本病。如杨克勤采用温胆汤加减治疗（半夏、竹茹、枳实、橘皮、炙甘草、茯苓、生姜、大枣；伴严重睡眠障碍者，酌情给予合欢皮、首乌藤；血郁较重者，予当归尾、桃仁、红花等；气郁较重者，予香附、木香、枳壳），对照组给予普瑞巴林治疗，4 周后，治疗组有效率 86.7%，明显高于对照组的有效率 60.0%，痛点个数及疼痛程度改善方面治疗组均明显优于对照组。

在内服中药服用方法上，也有学者开展研究。周海核等将阳虚寒凝证纤维肌痛综合征患者分为 3 组，给予温阳定痛蠲痹方夏至到立秋节气之间服用（冬病夏治），对照 1 组给予温阳定痛蠲痹方冬至到立春节气之间服用（冬病冬治），对照 2 组给予阿米替林或胺苯环庚烯治疗，观察用药 6 周的近期疗效与停止服药一年后的远期疗效，结果提示温阳定痛蠲痹方冬病夏治和冬病冬治的近期疗效与远期疗效均明显优于对照 2 组，温阳定痛蠲痹方冬病夏治和冬病冬治近期疗效相当，远期疗效冬病夏治明显优于冬病冬治。

（2）中成药和单味药治疗　采用中成药治疗纤维肌痛综合征的临床报道很少见，目前仅检索到采用痹祺胶囊、脉通片和强骨胶囊治疗本病的报道。郑云生等采用痹祺胶囊和脉通片对照治疗纤维肌痛综合征，同时两组均采用理疗、按摩等常规治疗，疗程为 3 周，结果提示治疗组总有效率高于对照组，且缓解疼痛及水肿消退的作用均明显优于对照组。高冠民等将150 例患者随机分为 5 组，分别给予美洛昔康（Ⅰ组）、美洛昔康加阿米替林（Ⅱ组）、骨碎补总黄酮（Ⅲ组）、骨碎补总黄酮加阿米替林（Ⅳ组）、美洛昔康 – 骨碎补总黄酮 – 阿米替林 3 药联合（Ⅴ组），治疗 3 个月后，Ⅱ、Ⅲ、Ⅳ、Ⅴ组抑郁评分、纤维肌痛影响因素问卷评分及压痛指数评分均优于治疗前及Ⅰ组，Ⅴ组的抑郁评分、纤维肌痛影响因素问卷评分的变化明显优于Ⅰ组，而Ⅱ、Ⅲ、Ⅳ组之间无差异，各组无明显不良反应。

也有尝试采用青藤碱、白芍总苷的单味药治疗本病的报道。侯美玲等采用正清风痛宁片治疗纤维肌痛综合征患者 23 例，8 周后，自觉症状消失，压痛点消失 2 例（9.7%）；自我感觉及自我评价好转程度 50% 以上，压痛点数目及压痛程度下降 50% 以上 7 例（30.4%）；自觉症状好转25% ～ 50% 之间者 11 例（47.8%）；自觉症状改善不足 25% 或无改善，压痛点数目下降不足 25% 或不下降，压痛程度减轻不足 25% 或不减轻 3 例（13.1%）。刘建中等采用多虑平作对照，采用同样的疗效标准，2 个月后，治愈率、显效率、有效率、无效率正清风痛宁组分别为 5 例（14.7%）、11 例（32.4%）、15 例（44.1%）、3 例（8.8%），而多虑平组分别为 3 例（10.0%）、9 例（30.0%）、11 例（36.7%）、7 例（23.3%）；安全性方面，两组副反应发生率正清风痛宁组（5.9%）明显低于多虑平（20.0%），正清风痛宁组出现 2 例，其中皮疹 1 例，恶心 1 例，多虑平组出现 6 例，其中嗜睡 3 例，头昏 2 例，便秘 1 例。而白芍总苷治疗纤维肌痛综合征没有单独应用的临床报道，都是在西医治疗的基础上，研究其增效作用。如蒋峰等比较在阿米替林基础（A 组）治疗上，加用米氮平（B 组）或加用白芍总苷胶囊（C 组），以及联合用药组（D 组），共 4 组对纤维肌痛综合征的疗效，疗效评价工具有疼痛程度目测标尺法、90项症状自评量表、汉密尔顿焦虑量表和汉密尔顿抑郁量表，疗程3个月，B组在1、3月末90项症状自评量表下降值明显低于A组，C组1月末疼痛程度目测标尺下降值明显低于B组，D组1、3个月末的疼痛程度目测标尺法和90项症状自评量表下降值明显低于A、B、C组，提示在阿米替林等药物治疗纤维肌痛综合征的基础上，联合小剂量米氮平及白芍总苷胶囊能明显提高疗效且较安全，而在临床观察中汉密尔顿焦虑量表和汉密尔顿抑郁量表与研究中患者的临床症状、体征变化缺乏一致性。刘丽等将阿米替林单用与联合应用白芍总苷胶囊做对比，以患者压痛点数、压痛程度及其异常感觉的变化来观察疗效，疗程不详，结果联合治疗组总有效率93%，明显高于阿米替林单用的80%。

（3）中药外用治疗　中药外治在本病的治疗中常采用的方法有穴位贴敷、中药熏洗、中药汽雾透皮疗法及穴位注射等，研究结果提示，中药外治疗法联合内服药物可以提高疗效。王丽敏将60例纤维肌痛综合征女性患者随机分为治疗组和对照组，治疗组采用春秋分穴位贴敷药物治疗，对照组给予春秋分穴位贴敷安慰剂治疗，15天后采用疼痛视觉模拟评分法、压痛点指数测定评分、纤维肌痛影响调查表评分评价疗效，治疗组疼痛视觉模拟评分法评分由治疗前的（5.90±0.71）分降至（2.47±1.38）分，对照组由（5.93±0.69）分降至（4.83±1.39）分，且治疗组压痛点指数测定评分和纤维肌痛影响调查表评分明显低于对照组。刘建忠等将132例患者随机分为阿米替林对照组、汽疗（中药汽雾透皮疗法）组和联合组，三组均以心理干预为基础治疗，三组在治疗4周、12周时以简化麦吉尔疼痛问卷、汉密尔顿抑郁量表、纤维肌痛影响问卷和压痛点计数评估疗效，治疗后联合组和汽疗组简化麦吉尔疼痛问卷、汉密尔顿抑郁量表、纤维肌痛影响问卷评分较对照组改善明显，汽疗组和联合组压痛点计数较治疗前显著减少，而对照组无变化；不良反应发生率汽疗组小于对照组。韦嵩等将94例纤维肌痛综合征患者随机分为两组，治疗组50例采用蛇毒注射液穴位（主要穴位有肩井、天宗、肩髃、肾俞、腰阳关、秩边、手三里、曲池、委中、阴陵泉、三阴交等）注射治疗，对照组 44 例采用传统的针刺疗法（循经取穴和局部取穴以及取阿是穴），每周 5 次，疗效判定为临床治愈（疼痛及伴随症状消失，原压痛点无明显压痛，社会适应性良好，6 个月以上无复发）、显效（疼痛及伴随症状基本消失，压痛点减少 2/3 以上，社会适应性一般）、好转（疼痛及伴随症状有好转，压痛点减少 1/3 以上，社会适应性较差）和无效（经治疗 4 个疗程后，疼痛及伴随症状前后无变化甚至加重，压痛无明显减少），6 个月后，治疗组痊愈 24 例，显效 10 例，有效 13 例，无效 3 例，总有效率为 94.0%，对照组 44 例，痊愈 8 例，显效 8 例，有效 18 例，无效 10 例，总有效率为 77.3%。

2. 中医非药物疗法治疗

考虑到非药物疗法在纤维肌痛综合征患者疼痛、体能和健康方面的效果以及其实用性、相对低花费、没有安全隐患方面的优势，多项纤维肌痛综合征的国际管理指南一致肯定了非药物疗法在本病中的治疗作用，并推荐了包括我国的针灸和气功在内的多种非药物治疗方法。目前国际上对针灸、推拿、气功治疗纤维肌痛综合征的临床疗效报道相对较多，系统评价和 Meta 分析的报道也可查阅。国内在该方面也有不少报道，其中针灸更是国内常用的治疗方法，对针刺治疗本病的研究也较为深入，在针具的选择、穴位的选择和针刺方法的选择方面开展了一定数量的临床研究；而灸法常常作为针刺治疗的辅助治疗方法，没有单独关于灸法研究的报道。

（1）针灸治疗　国际上常采用普通针法和电针辨位循经取穴或 / 和针刺阿是穴，目前发表的 8 篇关于针灸的系统评价中，有 1 篇高质量系统评价（包括 9 个试验，涉及 395 例患者）证实针灸作为标准治疗的辅助治疗，可以使患者的疼痛症状减轻，电针也可以改善疼痛和疲乏，不良事件通常是轻度和一过性的。

而国内针刺研究所采用针刺方法和针具多样。有报道采用透刺法，从昆仑透太溪（直透法）、合谷透鱼际（斜透法）、太阳透丝竹空（斜透法）、阳陵泉透阴陵泉（直刺法）、条口透承山（斜刺法）、内关透外关（直刺法）、鱼腰透阳白（横刺法）、风池透风府（斜刺法）可以使纤维肌痛综合征患者的疼痛等症状明显改善，总有效率为95%。还有报道采用火针针刺18个压痛点，疗效判定为临床治愈（疼痛及伴随症状消失，社会适应性良好，6个月以上无复发）、显效（疼痛及伴随症状基本消失，社会适应性一般，6个月内有复发，但同法治疗仍有效）、好转（疼痛及伴随症状有好转，社会适应性较差，6个月内有复发，但同法治疗仍有效）和差（疼痛及伴随症状前后无变化），治疗组总有效率为90.4%，明显优于对照组总有效率73.9%。此外还有采用银质针骨骼肌附着点松解术、揿针治疗本病均取得满意效果。

此外还有比较不同针刺方法疗效的临床报道。如王维祥等对比针灸辨证分型治疗和触发点针刺治疗疗效，辨证针灸治疗组以中医辨证施治原则处方配穴治疗（气血亏虚型针刺脾俞、胃俞、足三里、解溪、曲池、合谷，心肾不足型针刺关元、肾俞、太溪、心俞、神门，气滞血瘀型针刺膈俞、委中、血海、合谷、三阴交，风寒阻络型针刺曲池、外关、风门、腰阳关、关元，肝郁脾虚型针刺阴陵泉、三阴交、脾俞、足三里、太冲），触发点针灸治疗组采取针刺相关部位压痛点（疼痛过敏触发点），西药对照组口服阿米替林治疗，结果辨证组临床愈显为57%，总有效率为83%，优于触发点组43.25%与78%和对照组的33%与76%。李芳杰等在背部膀胱镜走罐治疗的基础上，分别采用针刺肝脾肾三经的俞募穴和针刺百会、神门、内关、气海、足三里、三阴交以及阿是穴的方法，隔日1次，30日后治疗组总有效率88.47%，对照组总有效率62.5%。李波等采用下丹田针刺法，在针刺18个压痛点周围穴位的基础上加刺关元和气海穴，同时让患者意守下丹田位置，对照组近针刺18个压痛点周围的穴位，治疗3个月后，治疗组患者疼痛和睡眠质量明显优于对照组。

（2）推拿治疗　目前国际上已有6篇系统评价以及1个涉及9个试验和404例参与者的Meta分析评估了推拿治疗纤维肌痛综合征的疗效，每次治疗时间为25～90分钟，疗程1～24周，对照包括经皮电神经刺激、标准护理、引导性放松和针灸。由于这些研究的试验方法都存在一定问题，并且在仅有的两个试验质量略高的分析中，1个显示推拿有益，另1个显示对照干预疗效更加，因此在国际指南中并不推荐采用推拿疗法。

国内采用推拿疗法治疗纤维肌痛综合征的报道很少，试验质量和报道形式也同样有待提高。王军等采用通督推拿法，与普通针刺和阿米替林作对照，20 天后，推拿组在减少压痛点数、降低疼痛视觉类比表和失眠量表评分方面均优于针刺组和阿米替林组。杨晓明等采用"拔、戳、捻、散、捋、顺、归、合"的宫廷理筋八法，治疗纤维肌痛综合征患者 30 例，每周治疗 3 次，共治疗 6 周，治疗后纤维肌痛影响量表评分、数字分级量表和压痛点数量与治疗前比较均降低。

（3）气功治疗 2010 年，发表在《新英格兰医学杂志》由塔夫斯大学医学中心风湿病科 Chenchen Wang 教授及其同事开展的随机对照试验证实，每周练习两次太极拳可显著改善临床症状，以及患者睡眠状况、医生和患者总体评价，并提高患者生活质量。在当时引起了巨大的轰动，激发了后来国际上对气功治疗纤维肌痛综合征的研究潮流。近年来，国际上已有 6 篇系统评价针对气功、太极或它们相结合的疗法进行了分析，纳入的试验多达 8 项，参与者达 559 人。其中 1 篇系统评价包含了 7 个试验和 362 名参与者，随机予以太极、瑜伽、气功和身体觉醒疗法，总治疗时间为 12 ～ 24 小时，与其他包括常规治疗和积极治疗对照组（有氧运动、健康教育和拉伸）相比，气功显示对睡眠和疲劳有改善，其中部分疗效可以长期维持。但太极动作较多、较为复杂，学习相对困难，国际上已尝试将二十四式太极简化为八式；在习练频次和疗程方面，最新的太极研究显示，每周进行两次太极锻炼，24 周的疗效明显优于 12 周的疗效，且疗效优于同样疗程的有氧运动锻炼，但是每周锻炼 2 次还是 1 次，则对太极的疗效影响不大。

我国学者近年也开展了健身气功，如八段锦、五禽戏治疗纤维肌痛综合征的疗效研究。焦娟等采用随机对照方法将 62 例纤维肌痛综合征患者随机分为八段锦组和空白对照组，与空白对照相比，结果提示，4 周后八段锦组患者的疼痛视觉模拟量表、修订版纤维肌痛影响调查问卷、多维疲劳量表和匹兹堡睡眠质量量表的评分明显下降，12 周后，上述指标继续改善，并且贝克抑郁量表和压力知觉量表的评分也明显下降，均明显优于对照组。张冰月等在阿米替林治疗基础上，采用将42例纤维肌痛综合征患者随机分为五禽戏锻炼组和对照组，对照组患者采用阿米替林治疗，12周后，在患者压痛点个数、疼痛视觉模拟评分法、修订版纤维肌痛影响调查表总分以及汉密尔顿抑郁量表评分方面，五禽戏锻炼组均低于对照组。

3. 联合治疗

联合治疗方案中，有中药内服外治综合治疗和中西医结合治疗方案。有学者将中药复方制成酒剂内服外用联合治疗，如郑春雷应用洋金花酒（洋金花、川断、淫羊藿、桂枝、独活、赤芍、红花、威灵仙、穿山甲、地龙、全蝎、当归、白花蛇、川乌、草乌、制乳香、制没药、金银花藤、黄芪、羌活、防风，加白酒泡浸一个月）内服外治纤维肌痛综合征132例，8周后，痊愈59例，显效51例，好转13例，无效9例，总有效率93.7%。贾仰春等采用隔姜灸合逍遥散治疗纤维肌痛综合征患者30例，1个月后，显效6例（20%），有效21例（70%），无效3例（10%），总有效率90%。

中西医结合治疗的临床报道更为多见，常提示联合治疗方案更优。如陆曦治疗纤维肌痛综合征30例，发现中药人参养荣汤合四逆散加减（黄芪、党参、白术、茯苓、柴胡、白芍、枳壳、当归、赤芍、丹参、大枣、麦芽、龙齿、炙甘草）辅以阿米替林或阿普唑仑治疗，14～90天后，明显好转8例，好转15例，疗效欠佳7例。杨孝兵等采用加减逍遥散联合度洛西汀，对照组单纯使用度洛西汀，12周后，联合治疗组的疼痛视觉模拟量表、90项症状自评量表、汉米尔顿焦虑量表和汉米尔顿抑郁量表的评分明显优于对照组。赫军等研究发现，刺五加合当归四逆汤加味（刺五加、鸡血藤、合欢皮、当归、白芍、桂枝、川芎、通草、细辛、甘草、大枣），并随症加减（怕风或汗出多加黄芪、防风、白术；肢体麻木加穿山龙；烦躁加香附、北柴胡；心悸睡眠差加酸枣仁、五味子；头晕、乏力加阿胶、党参片；阴虚内燥加知母、麦冬；疼痛明显加延胡索、海风藤），同时联合应用西药氟西汀胶囊和美乐昔康胶囊，对照组则仅用西药治疗，连服30天后，采用临床症状、体征（疼痛、僵硬、乏力、睡眠障碍、焦虑、压痛）

的消失和半年内有无复发来判定疗效，结果显示治疗组总有效率为 90.0%，明显高于对照组的 76.7%。

三、疗效机制研究

虽然治疗纤维肌痛综合征的中医药方案众多，但是有关其起效机制的报道却非常少见，国际上虽然早已开展针刺治疗缓解疼痛的疗效机理研究，但是对于针刺治疗本病的起效机制尚不甚了解。目前，国内已有报道揭示中西医结合治疗方案治疗纤维肌痛综合征的起效机制。付勇刚等报道了清络宣痹汤联合普瑞巴林对纤维肌痛综合征患者的疗效及对外周血单核细胞趋化蛋白（MCP-1）、巨噬细胞炎性蛋白-1β（MIP-1β）和粒细胞集落刺激因子（G-CSF）水平的影响，将 166 例纤维肌痛综合征患者随机分为两组，对照组 83 例给予普瑞巴林治疗，研究组 83 例在对照组治疗基础上给予清络宣痹汤治疗。6 周后，研究组 MCP-1、MIP-1β、肿瘤坏死因子-α（TNF-α）、白细胞介素-1β（IL-1β）、白细胞介素-6（IL-6）、促肾上腺皮质激素释放激素（CRH）、促甲状腺激素释放激素（TRH）、促性腺激素释放激素（GnRH）和丙二醛（MDA）水平均较对照组显著降低，G-CSF、5-羟色胺（5-HT）、超氧化物歧化酶（SOD）水平均较对照组显著升高。提示清络宣痹汤联合普瑞巴林治疗纤维肌痛综合征可降低体内炎症反应程度和促激素释放激素水平，增强抗氧化能力，升高 5-HT 水平。

四、总结

目前国外学者尝试了众多的非药物和药物方法来治疗本病，取得了一定的疗效。然而，治疗领域仍然有很多亟待解决的问题，在我国这一问题尤为突出。由于纤维肌痛综合征症状谱较广，症状轻重程度个体差异大，具有明显的异质性，因此，在本病的治疗中，注重因人而治的中医治疗具有"先天优势"，与中医治疗方案和中西医结合治疗方案的制定与选择密切相关的问题都值得我国学者进一步研究。令人遗憾的是，到目前为止，尚无纤维肌痛综合征中医证型分布规律和特点的流行病学报道。

虽然中医药治疗纤维肌痛综合征的研究逐年增多，取得了较为肯定的疗效。但是应该看到，绝大多数国内研究的临床试验设计和试验结果报告方面存在诸多问题。常见的临床试验设计缺陷包括试验规模小、样本量偏少，缺乏对照或对照措施选择不当，疗效指标和疗效判定标准非国际公认，不能准确反映干预措施的疗效，疗程不足，统计方法错误，缺乏足够证据来评估疗效和安全性等，试验结果报告过于简单，导致了试验结果可靠性和可重复性明显下降。

至今为止，仍然没有论证强度高的临床证据明确证实中医疗法，尤其是中药治疗和中西医结合治疗；发表在国际期刊的非药物治疗研究设计虽然较为科学，但是限于总体样本量不足，导致疗效的可靠性和可重复性下降。因此，在中医疗法治疗纤维肌痛综合征有效性及安全性的临床研究道路上，尚需大样本、多中心具有完善试验设计，规范的药物用法以及采用公认可靠的疗效评价标准的随机对照试验进一步探索和证实。

参考文献

[1] 焦娟，张柔曼，姜泉.中医风湿专科医生对纤维肌痛症认知水平的调查 [J].中医杂志，2017，58（20）：1740-1742，1759.

[2] 付勇刚，宋世琴.清络宣痹汤联合普瑞巴林对纤维肌痛综合征患者外周血 MCP-1、MIP-1β 和 G-CSF 水平的影响 [J].现代中西医结合杂志，2017，26（22）：2484-2486，2497.

[3] 赫军，李丽华，赫辉.刺五加合当归四逆汤辨治纤维肌痛综合征 30 例 [J].中国中医药科技，2016，23（1）：116-117.

[4] 高玉中.纤维肌痛综合征中医分型论治探讨 [J].上海中医药杂志，2010，44（9）：32-33.

[5] 刘颖，张华东，李晶，等.纤维肌痛综合征的中医学病因病机探讨 [J].北京中医药，2014，33（11）：834-835.

[6] 马淑惠，戴京璋.纤维肌痛综合征的病证结合诊治 [J].世界中医药，2018，13（3）：781-784.

[7] 王维祥，吴云川，刘征堂，等.中医对纤维肌痛综合征病因病机浅析[J].湖南中医药导报，2003，9（12）：8-9.

[8] 曲源.纤维肌痛综合征的辨证施治[J].实用中医内科杂志，2010，24（7）：27-28.

[9] 唐倩，方勇飞，王博，等.纤维肌痛综合征的经络辨治[J].中国针灸，2008，28（10）：761-763.

[10] 徐妍，高明利.经络与纤维肌痛综合征压痛点[J].实用中医内科杂志，2012，26（2）：81-82.

[11] 宋彩霞，高媛.柴胡疏肝散加味治疗纤维肌痛综合征48例[J].山东中医药大学学报，2013，37（4）：311-312.

[12] 赵敏，张留栓.逍遥散加减治疗肝郁脾虚型纤维肌痛综合征疗效观察[J].风湿病与关节炎，2015，4（9）：48，51.

[13] 张娟，王海东.丹栀逍遥散加减治疗纤维肌痛综合征20例临床观察[J].甘肃中医药大学学报，2019，36（1）：43-47.

[14] 刘书珍，刘广西.顺气活血汤合甘麦大枣汤治疗原发性纤维肌痛综合征38例[J].中医杂志，2008，49（10）：908.

[15] 杨克勤.温胆汤加减治疗原发性纤维肌痛综合征的临床探讨[J].中外医疗，2016，35（2）：178-180.

[16] 周海核，邢淑芳，王寅，等.温阳定痛蠲痹方冬病夏治原发性纤维肌痛综合征临床研究[J].四川中医，2016，34（11）：108-111.

[17] 郑云生，任秀敏.痹祺胶囊治疗纤维肌痛症疗效观察[J].中国中医急症，2010，19（1）：51-52.

[18] 高冠民，蒋莉，刘升云，等.骨碎补总黄酮治疗纤维肌痛综合征的随机对照研究[J].中国新药与临床杂志，2007，26（11）：837-840.

[19] 侯美玲，王全仁.正清风痛宁治疗原发性纤维肌痛综合征23例报告[J].现代康复，2001，5（16）：123.

[20] 刘建中，刘艳芳，刘建俊.正清风痛宁治疗原发性纤维肌痛综合征的临床观察[J].中国中西医结合杂志，2002，22（4）：316.

[21] 蒋峰，刘坚白.纤维肌痛综合征疼痛症状临床疗效观察 [J].中华风湿病学杂志，2004，8（12）：750-752.

[22] 刘丽，李善子.阿米替林配合帕夫林治疗纤维肌痛综合征疗效观察 [J].现代中西医结合杂志，2009，18（36）：4526.

[23] 王丽敏.春秋分免疫贴敷疗法治疗纤维肌痛综合征临床观察 [J].中国现代药物应用，2016，10（17）：276-277.

[24] 刘建忠，刘艳芳，吴江亭，等.中药汽雾透皮疗法治疗原发性纤维肌痛综合征前瞻性临床初步研究 [J].中华临床医师杂志（电子版），2010，4（4）：434-437.

[25] 韦嵩，邱乐，陈志煌，等.蛇毒注射液穴位注射治疗纤维肌痛综合征 50 例 [J].安徽中医学院学报，2006，25（6）：9-10.

[26]Deare JC，Zheng Z，Xue CC.Acupuncture for treating fibromyalgia[J].Cochrane Database Syst Rev，2013（5）：CD007070.

[27] 史灵芝，郝吉顺.八针透刺法治疗纤维肌痛综合征 40 例 [J].中国中医药信息杂志，2005，12（2）：64.

[28] 迟俊.火针治疗纤维肌痛症 104 例 [J].中国中医药现代远程教育，2014，12（3）：54-55.

[29] 槐洪波，林建，朱彤，等.银质针骨骼肌附着点松解术治疗纤维肌痛综合征的疗效分析 [J].中国康复医学杂志，2009，24（6）：562-563.

[30] 梁艳，龚正寿，张勇，等.揿针治疗纤维肌痛综合征临床疗效分析 [J].辽宁中医杂志，2017，44（9）：1901-1903.

[31] 王维祥.不同针灸处方对改善纤维肌痛综合征患者生活质量的临床评价 [D].南京：南京中医药大学，2003.

[32] 李芳杰，孙忠人.俞募配穴法治疗纤维肌痛综合征 26 例 [J].中医药信息，2008，25（5）：75-76.

[33] 李波，王玉琦.下丹田针刺法治疗纤维肌痛综合征神经精神症状疗效观察 [J].中医药学报，2009，37（6）：89-90.

[34]Li YH，Wang FY，Feng CQ，et al.Massage therapy for fibromyalgia：

a systematic review and meta-analysis of randomized controlled trials[J].PLoS ONE, 2014, 9（2）: e89304.

[35] 王军, 高明震, 高利权, 等. 通督推拿法治疗纤维肌痛综合征 31 例临床观察 [J]. 中国中医药科技, 2010, 17（1）: 72-73.

[36] 杨晓明, 张洋, 刘长信, 等. 宫廷理筋手法治疗纤维肌痛综合征临床观察 [J]. 安徽中医药大学学报, 2018, 37（4）: 52-54.

[37]Wang C, Schmid CH, Rones R, et al.A randomized trial of tai chi for fibromyalgia[J].N Engl J Med, 2010, 363（8）: 743-754.

[38]Langhorst J, Klose P, Dobos GJ, et al.Efficacy and safety of meditative movement therapies in fibromyalgia syndrome: a systematic review and meta-analysis of randomized controlled trials[J].Rheumatol Int,2013（33）: 193-207.

[39]Jones KD, Sherman CA, Mist SD, et al.A randomized controlled trial of 8-form Tai chi improves symptoms and functional mobility in fibromyalgia patients[J].Clin Rheumatol, 2012（31）: 1205-1214.

[40]Wang C, Schmid CH, Fielding RA, et al.Effect of tai chi versus aerobic exercise for fibromyalgia: comparative effectiveness randomized controlled trial[J].BMJ, 2018（360）: k851.

[41]Jiao J, Russell IJ, Wang W, et al.Ba-Duan-Jin alleviates pain and fibromyalgia-related symptoms in patients with fibromyalgia: results of a randomised controlled trial [J]. Clinical and Experimental Rheumatology, 2019, 37（6）: 953-962.

[42] 张冰月, 夏晶, 黄怡然, 等. 五禽戏干预纤维肌痛综合征的疗效分析 [J]. 中国医药导刊, 2019, 21（4）: 217-221.

[43] 郑春雷. 郑春雷. 洋金花酒内服外治纤维肌痛综合征 132 例 [J]. 四川中医, 2001, 19（10）: 24-25.

[44] 贾仰春, 罗燕, 陈静. 隔姜灸合逍遥散治疗纤维肌痛综合征 30 例 [J]. 广西中医药, 2007, 30（6）: 22-23.

[45] 陆曦.中西医结合治疗纤维肌痛综合征 30 例 [J].福建中医药，1988，19（5）：56.

[46] 杨孝兵，孙颖慧，蒋峰，等.加减逍遥散联合度洛西汀治疗纤维肌痛综合征 35 例疗效观察 [J].浙江中医杂志，2014，49（12）：902-903.